1日1分で身体が整う

首のセルフケア

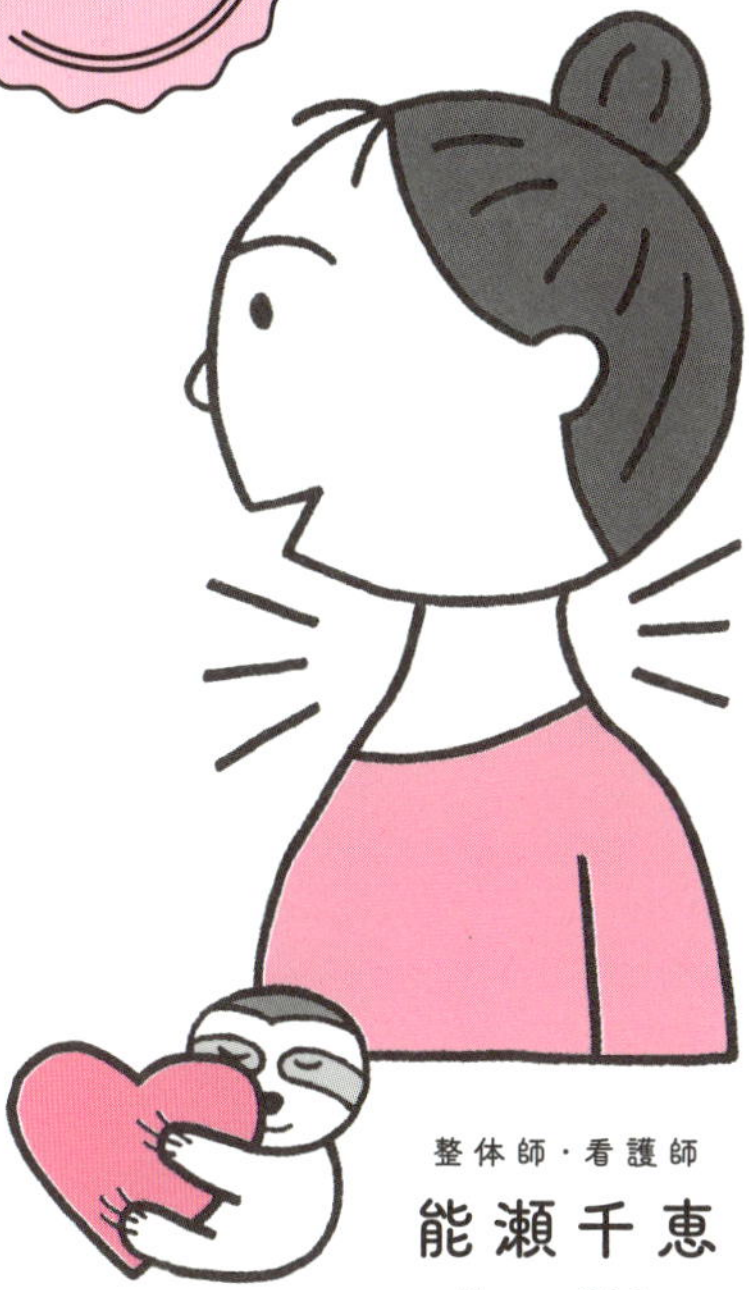

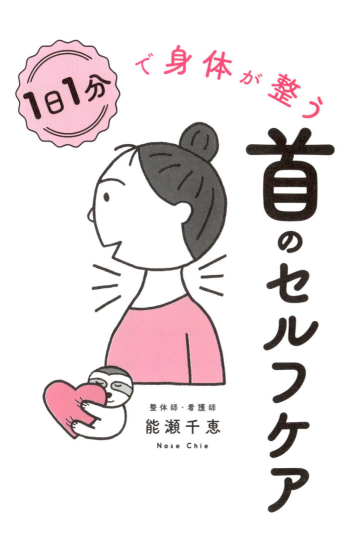

整体師・看護師

能瀬千恵

Nose Chie

自由国民社

はじめに ——かわらなかったのは、わからなかったからだったんだ

鏡に映った横姿を見て、愕然《がくぜん》としたことはありませんか？

ある日、私のサロンで、鏡に映るご自身の横姿を見たお客さまから、こんなつぶやきが聞かれました。

「なに？　この背中の盛り上がり。私、こんなにおばあさんみたいだったかな？」

そして、真正面から鏡に映った姿を見てひと言。

「私の首、こんなに短かったかしら？」

この方は、自分の姿に気づいて、しばらく外を歩くのが嫌になったそうです。

この本を手に取ったあなたもきっと、首まわりのお悩みを抱えているのですよね。

でも、安心してください。この本を見つけたあなたはラッキーです。あなたの首

も、そのまわりの気になるあれこれも、今日からスッキリと楽に、美しくなっていきます。もちろん、背中も後ろ姿もです。

はじめまして、能瀬千恵と申します。整体師、モトは看護師、ときどき舞踊家という経歴を活かして、「動き方の先生」をしています。

「動き方」といっても、準備運動の前の準備をするような、ちいさなちいさな動きで身体の深層にある筋肉を柔らかくして整えることをお伝えしています。

ちいさくゆっくりした動きなので、**「ちぃゆら体操」**と名付けています。

私は職業柄、街を行く人たちの「姿勢」がとても気になります。気になる姿勢の人とすれ違うたびに心の中がざわざわするのですが、中でもこう思うことがとても多いのです。

「首がもったいない人が多すぎる！」と。

なにを隠そう、私自身も20〜30代のころはストレートネックがひどく、背中がやや盛り上がっていました。首も前に出ていて、首のシワも今より目立っていました。背中の盛り上がりのせいで肩幅が広いと勘違いし、少し違和感を覚えながら、選ぶトップスはいつもLサイズや9号。身長152センチなのにです。

そのころはひどい肩こりや腕のしびれもあり、毎週のようにマッサージに通っては、「どうしてマッサージにこんなに時間とお金を費やさなければならないんだろう」と途方に暮れることもありました。正直なところ、看護師をしていたころは、身体についてそこまで理解できていなかったからなのだと、今では思います。

こんなことを言うとあちこちからお叱りを受けるかもしれませんが、医療従事者は「身体の理解をしている」というよりは、「病気を理解している」「病気になった状態を理解している」「病気にまつわる数字を理解している」というところにとどまっていることが多いのではないかと感じるのです。

整体師としての活動を始めてから、**「身体を理解する」**ことのおもしろさと、それを伝えることのおもしろさにどんどんハマっていきました。知れば知るほど、「人間の身体は本当によくできている」と感動します。

そして、自分の身体でさまざまな実験を繰り返しつつ、お客さまひとりひとりに似合う身体のご提案を続けています。

「身体を理解する」ことで肩幅が広いという勘違いはなくなり、私の身体も本来のサイズに戻りました。今ではSサイズや7号（ものにより5号）のトップスを迷わず選べます。もちろん体重は変わっていません。

お客さまの中にも「首」にフォーカスしてメンテナンスを続けた結果、

「首が伸びたみたいです！」

「服のサイズが変わりました！」

「若い時に着ていた服の、背中のファスナーが閉まるようになりました！」

といったうれしいお声が聞かれるようになりました。

首にフォーカスしたメンテナンスが、首まわりの美しさと身体的な機能をよみがえらせるのはもちろん、身体全体の若返りにも影響があるということを知っている人はまだ少ないようです。

背中はもちろん、フェイスラインや呼吸、循環、自律神経や声、メンタルにまで影響するというのにです。なんてもったいないことでしょう！

頭痛やめまいがなにをしてもよくならなかったり、食事をしていてキャベツが喉《のど》に引っかかったり、キャベツならまだしも、自分の唾液でむせたりすることがあったら、それらは首のせいかもしれません。

それくらい、首はたくさんの身体の問題を解決に導いてくれる大切な場所なのです。

それなのに首のケア方法といえば、「美容液を塗りまくる」くらいしか知られていませんよね。

この本でご提案する首のケアには、時間をかけた運動やストレッチは必要ありません。**日常生活の中に「首をキレイにしておこう」という意識を持つことが一番のカギとなります。**

キレイな首を「クセ」レベルにするご提案と、ほんとうに「クセ」になるようにポイントをお伝えするのが本書です。

「えっ、美意識を高める感じの本なの?・」と思われた方もいるかもしれません。**美意識と身体を健やかにするための意識は、実は切っても切り離せないものです。**ですから本書は、美意識というより、**「一生使える身体の知識」と、美しさにも直結する美の知識、「美知識」**とが詰まった1冊になっています。

本書を読み進めながら、あなたの身体に教えてあげてください。

何歳からでも身体は変わることができます。「そういうことか」と**「わかればカワル」**のです。

本書を読み終えるころには、きっと、健やかで美しく、スッキリとした「首」と、一生使える「身体とのお付き合いのしかた」が身についていることでしょう。

さあ、首と仲よしになる時間のはじまりです。

☆しっかり仲よしになっていただくための「プレゼント動画」を巻末でご案内しています。最後までゆっくりお読みになってくださいね。

『1日1分で身体が整う首のセルフケア』目次

STEP 1 わかればカワル
見た目年齢、「首」で実際ここまで変わる

STEP 2 わかればカワル

首が整えば 自分史上最高の後ろ姿美人になれる

STEP 3 わかればカワル

首が整えばフェイスラインも美しくなる

STEP 4 わかればカワル

首が整えば心地よく呼吸でき、心にも余裕が生まれる

STEP 5 わかればカワル

整った首と老けない身体のカンケイ

装丁デザイン　山之口正和＋永井里実（OKIKATA）
イラスト　伊東昌美
企画協力　言海翔太
本文ＤＴＰ　田中克成
株式会社シーエーシー

STEP 1

わかればカワル

見た目年齢、「首」で実際ここまで変わる

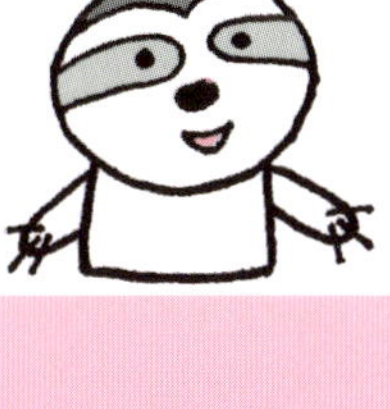

どちらの首がお好みですか？

次ページのイラストをご覧ください。

「こうだったら素敵！」と思う首はどちらですか？

イラストのように真横から見ると、「こっちがいい！」というのがすぐにわかりますね。

では、毎日の生活の中で、あなたの首は、どちらに近いでしょうか？

自分自身の「首」の状態を真横から見ることは、普段の生活の中では、まったくといっていいくらいにありません。

「こうだったら素敵!」と思う首はどちらですか?

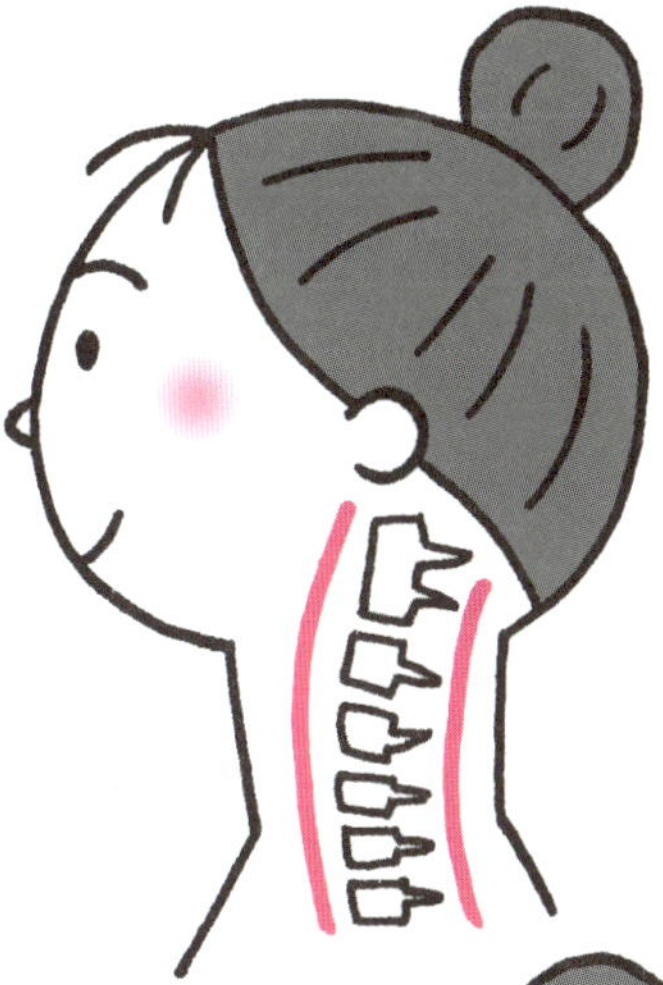

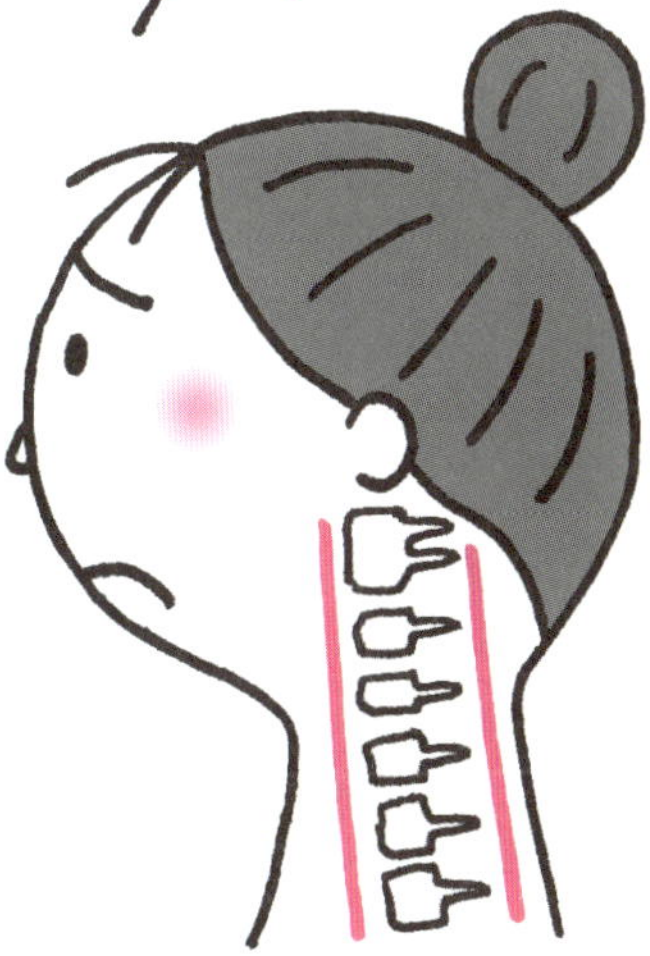

例えば、お洋服のスタイルチェックをするとき。身体は真横を向いていても、チェックする首は鏡を見るから、真横ではないですよね。

首がいつの間にやら、自分の理想のイメージから遠ざかっていることに気がつかずにいる理由が、ここにあります。

あなたの首はどこにある？

あなたの首の理想のイメージを確認しました。

では、今、あなたの首はどこにありますか？

「どこにって、首は頭の下にありますけど？」と思った方。

本当に、頭の下、頭の「真下」にあるでしょうか。首に頭がぶら下がっているような位置になっていませんか？


ご存じのとおり、**首と頭は切っても切り離せない関係**です。

いえ、切ろうと思えば切れるのですが、物騒な話になるわけでして。首が切れて、頭が落ちたら死んじゃいますからね。最近はあまり見なくなりましたが、時代劇なんかで「打ち首じゃあ」となったときの、打ち首前と同じ姿勢の人。なんとなく、現代でたくさん見る気がしませんか?

パソコンやスマホの画面に夢中になっている現代人の頭は、うっかりすると首を切られてしまう位置にあります。頭が落ちてしまう位置にあるということです。

だから、**頭が落ちないようにと、首が必死に支えてくれています。**

まず、その状態に気づきましょう。そして、いつも黙って頭を支えてくれている首に、感謝の拍手を贈ってあげてください。

私の恐怖体験をお話ししましょう。パソコンでの作業に夢中になっていた私を、仲間が真横から写真を撮ってくれました。その写真を見せてもらったところ、写っているのが自分だとは思いたくないようなとんでもない姿がありました。

写っていたのは、あごが出て、首が前に伸びて、背中の丸まった姿の誰か。こんな姿を今まで見られていたのかと思うと、苦手なホラー番組でも見たときのような、なんとも言えない、いや〜な感覚を味わいました。

私からしたら恐怖体験なのですが、首からしたら、そんな状態で酷使している私はブラック企業の上司みたいなものです。「マジ、もうムリっす」と、ずっと苦情を言いたかったことでしょう。

首のことを気にしてこの本を手に取ったなら、あなたも気づかないうちに首にとってブラック企業の上司になっている可能性大です。一緒にホワイト上司になりましょうね。

そもそも首の骨は本来、まっすぐではなく、前に少しカーブを描いて、**重い頭を支えるクッションの役割**ができるような構造をしています。頭の真下に首があって、このカーブがあれば、クッションが活きます。

頭が適切な位置にあると、真横から見たとき、後頭部は背中よりも少し後ろに出るのです。

しかし、頭が前に出て、落ちそうになるのを首が支えている場合、このカーブはなくなってしまいます。ひどいときは、後ろにカーブを描くくらいになります。本当に**頭をぶら下げている状態**になるんですね。

「ストレートネック」＝「まっすぐな首」が異常なのはこういう理由です。

さて、ここで壁をつかった初歩的なチェックをしてみましょう。

チェック1　首がどこにあるかチェックしてみよう

壁にかかと、お尻、肩をつけてみて、頭が壁につくかチェックしましょう。

かかと、お尻、肩が壁についた状態で、頭が壁につかない、つきにくいという状態の方は、**首からクレームが来ている状態**です。（「ばっちり壁につくよ！」という方は、それが最低合格ラインです。後半に、もうワンランク上があります。）

残念ながら、現代の生活の中には「首が落ちそうになる原因」があふれています。

チェック1　首がどこにあるかチェックしてみよう

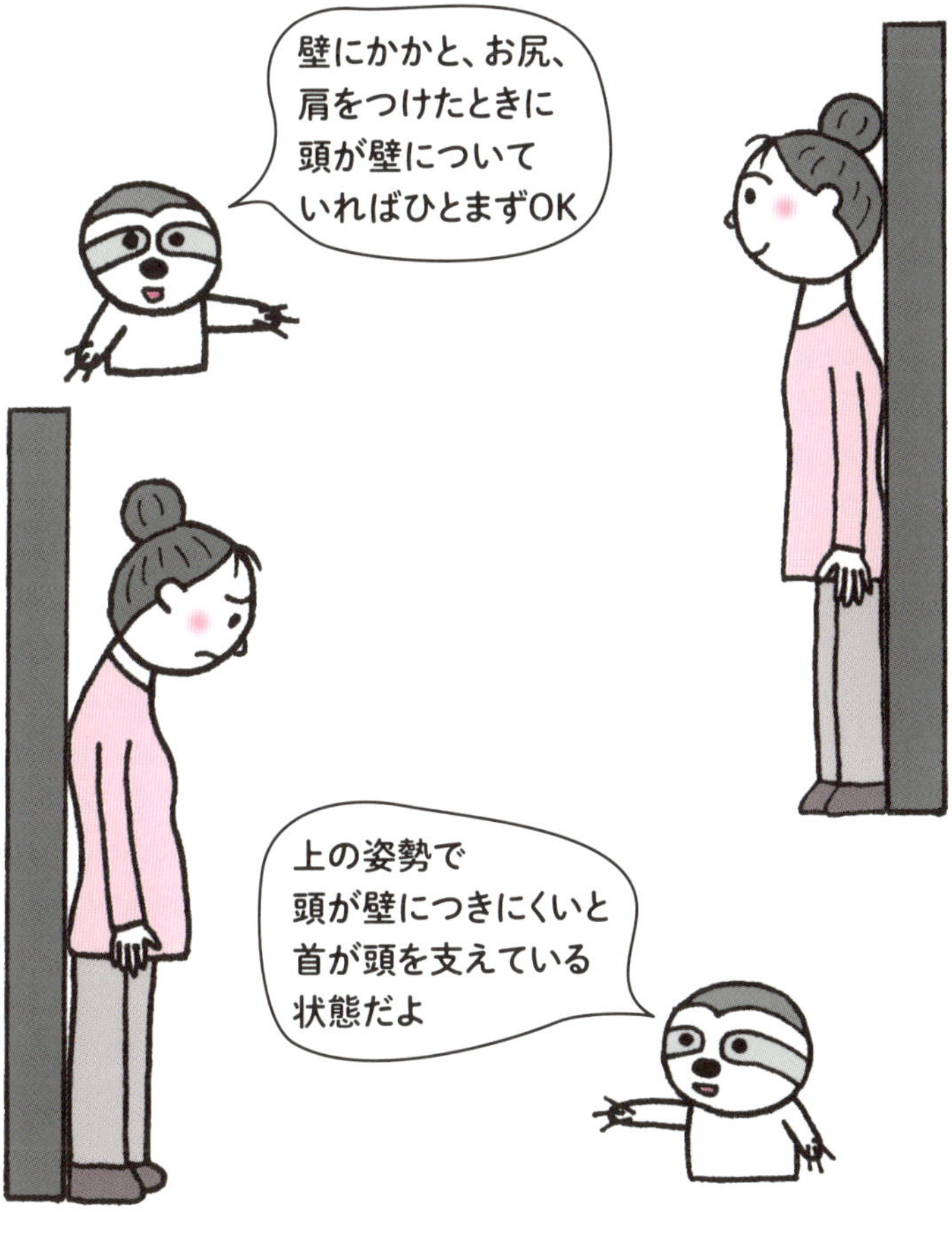
壁にかかと、お尻、
肩をつけたときに
頭が壁についていて
いればひとまずOK
上の姿勢で
頭が壁につきにくいと
首が頭を支えている
状態だよ

江戸時代の人が現代の日本人を見たら、「なんでぇなんでぇ。辛気くせぇやつばかりじゃねぇか。なんだってそんなにみんなして、下を向いてるんだい。地面に大金でも落ちてんのかぃ」なんて、言われちゃうんじゃないでしょうか。

ここで、頭が落っこちそうになる原因をいくつか挙げてみましょう。

＊スマホを見る時間が長い。
＊パソコンで作業をしている時間が長い。
＊オンラインの仕事が多い。
＊洗濯機は乾燥機能までついている。
＊洗濯物は干すけど、下のほう。
＊遠くを見る機会が少ない。
＊足元が気になって、足元を見て歩いている。
＊空を見ても星が見えないからつまらない。

当てはまるもの、たくさんあるんじゃないでしょうか。

「実るほど頭《こうべ》を垂れる稲穂かな」という言葉がふと浮かびます。

豊かな印象のある言葉なのですが、稲穂ではなく人間は、**頭を垂れると、実るどころか、老けてしまう**のです。

でも、安心してください。首の位置と、本来の首の構造と役割、そしてなにより「首を整えたら、いろんなことが楽になる」ということを知り、身体で感じることができれば、「元に戻す」ことができるのです。

だって、あなたの首は元々「本来の位置」にあったはずで、あなたの身体はそれを知っているのですから。

あなたの首は頭の真下にありますか？　それとも、頭をぶら下げていますか？

首が与える、見た目の影響

じわじわと、「そんなに首のことを気にしたことがなかったけど、首ってそういう感じなんだ」とわかってきたでしょうか。

そしてこれは、普段から薄々感じている人もいるかもしれませんが、「首」が本来の位置にあるかないかで、見た目の印象がまったく変わってきます。

「首というより、頭の位置じゃないの？」と思われた方、ありがとうございます。本書の狙いは、まさにそこなのです。「頭の位置」を考えて整えるのは、とても大切です。

ただ、頭の位置を、どうやって整えるかというときに、**「首」の感覚が頼りになる**のです。

身体を整えるときに、一番大切にしたいのはなによりも**あなた自身の感覚**です。

特に、「心地よい」という感覚。不快な感覚から心地よくなるからこそ、無意識の調整ができるようになります。

頭そのものの心地よさならヘッドスパで味わうこともできますよね。そんなふうに、誰かに任せる60分の施術で得る心地よさとは別に、24時間365日の日常の中で活かせるご提案がしたいのです。

とすると、「首」の心地よさ、快・不快を感覚としてとらえることが、とてもわかりやすい目印になります。

STEP2からくわしく解説していきますが、**「首が心地よくなる感覚」を基準にして**首まわりのパーツの「位置」を整えていきましょう。いつのまにか、たくさんの「美しい」も、手に入れることができます。

例えば、**姿勢**。

今まで、姿勢をよくするために、背筋をがんばって伸ばしたり、胸を張ったりしていましたよね。そのとき、首も一緒にがんばって、首の筋肉と骨が窮屈になっていたのではないでしょうか。

緊張して、首がカチコチに固くなっていると、肩も背中も、がんばっているところに輪をかけて、一緒にカチコチになってしまうのです。

そんなふうにしてがんばった姿勢は、どのくらい自分のモノになったでしょうか。

これは首だけではなく、全身にも言えることです。だからこそ、今までがんばってきた人ほど、「心地よさ」を感じていくことが、見た目にも影響するのだということを実感していただけることでしょう。

特に、日本人気質によくある、「歯を食いしばってがんばって、この山を越えたら希望が見える！」のようながんばり方がクセになっている方。その山を越えて見えるのは希望ではなく、ただの断崖絶壁の崖っぷちかもしれません。ほらほら、歯を食いしばるから、首のシワも肩こりもずっとあなたのお友だちなんですよ。

そろそろ、がんばるのもほどほどにしてもいいんじゃないでしょうか。

「心地よい」をベースにした姿勢は、周囲の人から見ていても無理がなく、緊張感のない親しみやすさと、余裕のある雰囲気の柔らかさが自然と出てきて、とても素敵です。

ちょっとまわりを見渡して、近くにいる人たちの「首」と「美しさ」を観察してみてくださいね。

その症状、もしかしたら首からの影響かも？

肩こりと腰痛は、以前から身体の不調、なんとかしたい症状の1位・2位を仲よく争っています。最近では「疲れやすさ」や「眼精疲労」が仲間入りしているようです。よくある不調の三つを「肩こり・腰痛・眼精疲労」とまとめてみると、**すべてに「首」からの影響が見て取れます。**

まず、肩こりの主な原因として「猫背」「巻き肩」「ストレートネック」、そして「目からくる緊張（眼精疲労が原因）」というものを思い浮かべるのは簡単です。

これらの不調はすべて、「首」から順番に考えていくと、するすると紐解いていくことができるのです。

それから腰痛。その原因はとてもたくさんありますが、内臓的な問題を除けば、1つに集約されることを知っていますか？
腰痛の一番の原因は「身体を動かさないこと」です。かといって、いきなり腰をぐるぐる回すということはしないでほしいのですが。（あ、やっちゃいました？）

腰痛に大きくかかわるのは、腰と連動する「足の使い方」と「腰からお尻まわりの深層にある筋肉」、それから「腰椎《ようつい》」という骨です。「腰椎」は、骨の標本を見ればわかりますが、首の骨「頸椎《けいつい》」からつながっています。あいだに胸の骨「胸椎」がありますが、頸椎・胸椎・腰椎の絶妙なバランスで人間が立っていられる姿勢を支えてくれています。

ここで頭を支える**「頸椎」の位置が少しでもずれると、それに合わせてバランスを取るのは「腰椎」なのです。**「胸椎」は肋骨がガシッとついているので動きにくく（もちろん、少しは動きます）、そこで影響を受けるのが腰椎というわけです。

もう少しわかりやすくお話しすると、**あごが前に出て頭が落ちそうになると、まず首ががんばります。この時点で、頸椎は本来いたい場所にいられなくなります。**すごくがんばりますが、頭が重すぎてがんばり切れません。すると、**バランスを取るため、代わりにお腹が突き出てきます。**ハイ、ぽっこりお腹のはじまりはじまり♪

このとき、腰は反《そ》り腰の状態になっていて、今度は**腰椎が本来いたい場所にいることができなくなる**というわけです。

さらに続く、うれしくない「ぐるぐるアタック」として、出っ張ったお腹を隠そうとするがゆえに、もとよりパソコンやスマホ作業のせいで巻き肩や猫背になっているのがさらにひどくなる、なんてことも……。さて、お心当たりの方はいらっしゃいませんか？

そして、**呼吸がしにくい・浅い、声が出しにくい、喉によくものが詰まる**といった症状。お気づきでしょうか。ぜんぶ**「首」のまわりで起こっている事件です。**

喉にものがよく詰まる方は、**飲み込みづらさ**もあるかもしれません。放っておくと、**嚥下《えんげ》障害**とか**誤嚥性《ごえんせい》肺炎**といった、介護界隈でよく聞く症状につながっていきます。

まだ続きます。**自律神経失調**という不調。自律神経は脳で整えられますが、自律神経をはじめとした神経の通り道になっているのは「首」なんですよね。そして、その神経の中には、目から延びる視神経も含まれます。

首のあたりの筋肉が硬くなると、神経が圧迫されて不具合が出てきます。よくあるのは、**しびれ**ですね。

圧迫されるのは神経だけではありません。血管も圧迫されて狭くなると、血流が悪くなります。**循環が悪くなる**ということです。循環が悪くなることで、自律神経のコントロールもうまくいかなくなり、その症状が出やすく、治りにくくなってしまいます。

ささて、ここまで読んでくださったあなたは、もう首を無視することはできなくなっているはずです。

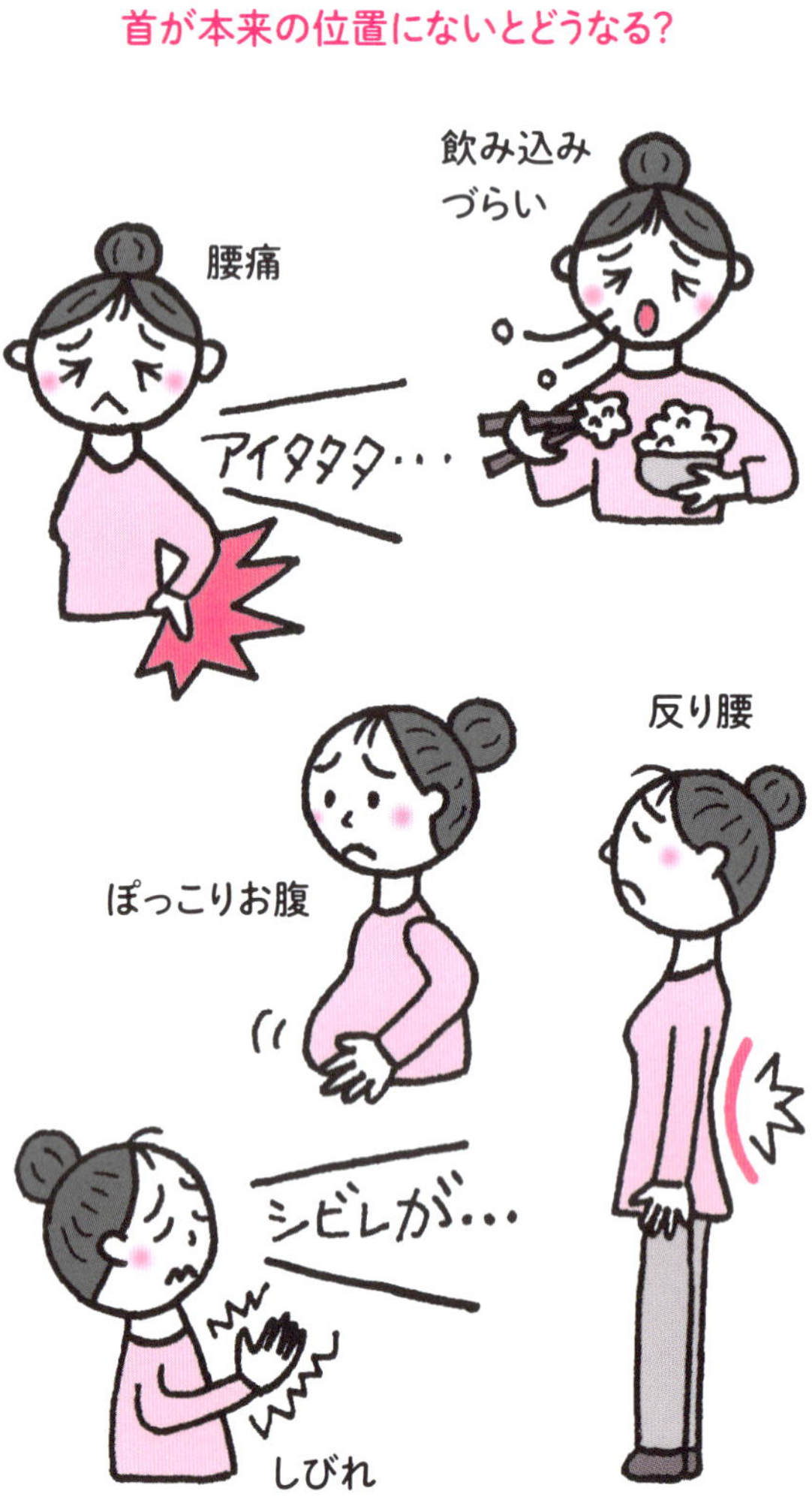
首が本来の位置にないとどうなる?
飲み込み
づらい
腰痛
アイタタタ・・・
反り腰
ぽっこりお腹
シビレが・・・
しびれ

若々しい首のために必要なこと

健やかな身体のために、首の存在がいかに大切か、わかってきましたね。

ここで質問です。

あなたは今、何歳でしょうか。そして、何歳まで生きる予定でしょうか？

厚生労働省が公表した令和5年簡易生命表によれば、日本人の平均寿命（0歳の平均余命）は男性が約81歳、女性が約87歳となっています。本当に長生きになりましたよね。

単純に、平均寿命まであとどれくらいか考えるだけでも、先が長いことがわかります。

どうにもこうにも、長生きさせられてしまうのが日本という国。この国で生きているなら、**自分自身の健康を自分でコントロールすることは、もはや義務**じゃないかと私は考えます。とはいえ、ただの義務じゃつまらない。つまらないのは血管だけで十分なので、健康とともにコントロールできるものにしておきたいのが、**若さと美しさ**だと思うのです。

「いつまでも若いね」「いつまでも綺麗ですね」という言葉には、自信をつけ、ワクワクしながら活躍し続けるための魔法があります。そんな言葉に囲まれたいと思っている方は少なくはないでしょう。

お顔のお手入れや、お肌のお手入れを「これでもか！」というほど念入りに丁寧にしているあなた。そこに、首への意識を足してみましょう。首への意識は意外とすっぽり抜けていて、日焼け止めをよく使う方でも、顔にはしっかり塗るけれど、首には塗っていないということもあるようです。

あなたに、今すぐ実践してほしいことがあります。

それは、**「意識すること」**です。美しい首のために必要なことは、なによりも「意識すること」が大事なのです。

人間関係に例えると、わかりやすいかもしれません。

意識するということは、気にかけているということ。

意識しないということは、無関心だということ。

意識すれば、相手がなにを必要としているか、相手がなにをしたらよろこぶか、またはその逆か、わかるじゃないですか。

ちょっとした変化に気がついてくれる人は、誰にでも好かれます。でも、無関心でいては、なにも起こりません。

人間関係では、自分に無関心な人がいるとしょんぼりすることがあるのに、自分の身体に対しては無関心でいることが多いのが日本人です。
あなたの身体は、しょんぼりしていませんか？

よく、「日本人はマネーリテラシーが低い」と言われます。ところが、それだけでなく、日本人は世界的に見ても**「ヘルスリテラシー」がとても低い**のです。
身体のことは、自分のことなのに「ムズカシイ」のひと言ですませてしまい、「誰かがなんとかしてくれる」と思っている人がとても多いのです。

安心してください。本当は簡単なんです。「ムズカシイ」と思いこまされているだけです。

わかれば変わります。変われます。
あなたの健やかさを保つことができるのも、あなたの身体を美しくできるのも、

あなただけなのです。

意識して、気にかけてあげればあげるほど、身体はちゃんと応えてくれます。

それでもやっぱり「ムズカシイ」と思いたい人は、今の時点では「そうなのか！」とだけインプットしておいてください。この後くわしく説明することにしますね。

あなたもきっと「意識している」ことが実はたくさんあるはずです。その「意識すること」の中に、今日から首も仲間に入れてあげてください。

Column

人間の首、動物の首、ダレの首？

人間の首って、なんだかヘンだと思いませんか？

私は、人間の首って、本当にヘンだなぁ、と思うのです。結構長いし、結構細い。それなのに「頭」というとっても重いものを支えている。支えているというか、落ちないようにしている。なんでこんな不思議なキノコ構造なんだろう？

動物にも頭と首があります。でも、頭は身体に対して人間ほど大きくも重くもありません。そして、頭の大きさや重さに見合った首の太さと長さがあります（もちろん、例外もあります）。

人間は直立二足「歩行」を選択して、その便宜上、頭が身体の一番高いところに来ました。そして、直立二足「歩行」＆細い首だと、頭が重くて大きくてＯＫになったので、どんどん発達していきました。ただ、それは「動いているのが基本」、という条件においてのこと。現代人はとにもかくにも動かなくなってしまいました。（人間の条件は直立二足、ではなく、直立二足「歩行」、なのです。）

頭の重さと大きさは、動かないと負担が大きくなります。動く振動を首のクッションでやわらげたり、動く振動でクッションのまわり（頸椎のまわり）の筋肉も一緒に動いてゆるむことができるのです。筋肉がゆるんで柔らかいと、循環がスムーズになって、身体が不調になりにくくなります。

人間も「動物」です。「動くモノ」です。ですけれど……。

どうにも現代人は、動物をやめている人が結構いて、静物になってしまっているところで、たくさんの不調が出てきています。

言い換えれば、**「動物」に戻ることができれば不調は少なくなるはずです。**特に首は、最適な首の役割をしてくれるようになります。

人間の首と動物の首。じっくり眺めることはそんなにないかもしれませんが、あなたの首は、動物の首のように、太くなって頭を支えてはいないですか？　支えられなくなった結果、身体に埋もれて短くなっていませんか？

その首は、本来のあなたの首の姿ですか？

STEP 2

わかればカワル

首が整えば自分史上最高の後ろ姿美人になれる

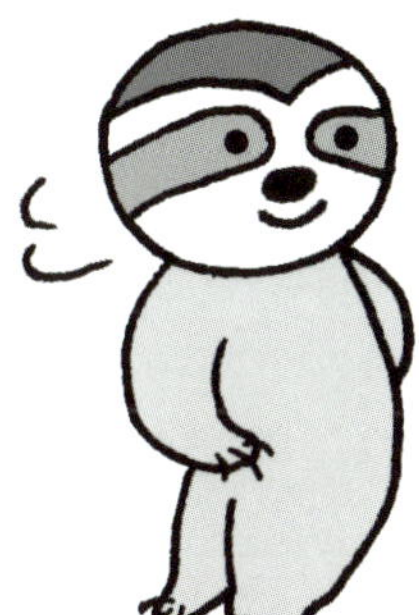

美しい首と、そうでない首の後ろ姿を検証

ＳＴＥＰ１では横から見た姿をおたずねしましたが、横からの姿以上に、普段、後ろ姿を自分で見ることがありません。

だからこそ、「えっ?」となるのが、ふいに撮られた後ろ姿の写真だったりします。

次ページの写真を見てください。首を意識していなかったときの写真と、首を意識しながら整えていった後の写真です。首を意識して整えていくと、ずいぶん年齢が若返ったように見えませんか。

首を意識せずにほったらかしにしていると、**後ろ姿で10歳くらい**（それ以上かも?）**老け込んで見えてしまいます。**首の長さや、肩との関係が違うのもわかるのではないでしょうか。

今、もしかしたらあなたの首は、本来よりも身体に埋もれているかもしれません。本来のあなたの首は、そんなに埋もれてはいないはず。もっと長くてスッとして、美しいはずです。

首を埋めるのはもうやめて、さあ、発掘作業を始めましょう！

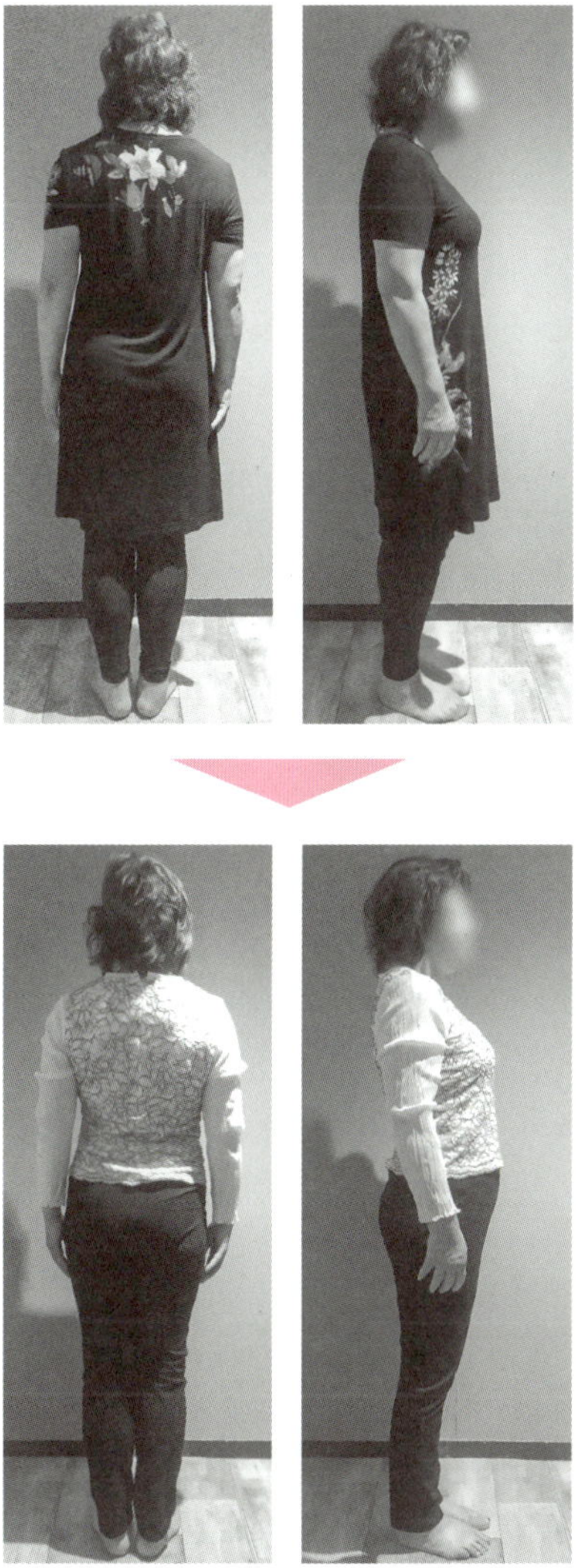

後ろ姿美人の条件は？

菱川師宣《ひしかわもろのぶ》の描いた浮世絵、『見返り美人図』をご存じでしょうか。

この浮世絵を見ていると、後ろ姿にロマンを求めて、ほんの少しの振り返りにウキウキとする感覚が生じてしまうものです。

ただし、この「見返り」が有効なのは、**「後ろ姿」が美しいことが大前提**です。後ろ姿が美しく見えなければ、前から見た姿を想像する楽しみさえ湧きません。

というところは私の妄想。見返り美人の姿は、着物や帯の結び方、髪型を一番よく見せられるのが後ろ姿で、そこにモデルのお顔も見せたいから振り返っている構図なのだとか。

しかし、『見返り美人図』を見ていて思うのが、**着物を着る機会が減っている**のも、首への意識が薄れているのも原因の1つになっているのではないかということです。襟元の美しさ、うなじの美しさを見せるには、首の長さはかなり影響します。

私は日本舞踊をたしなんでいるせいか、**着物を着ると身体が整う**ことを身に染みて感じています。着物姿になると、わざわざ首を意識せずとも、無意識に首を整えるようになり、自然と美しい首が街にあふれる気がします。

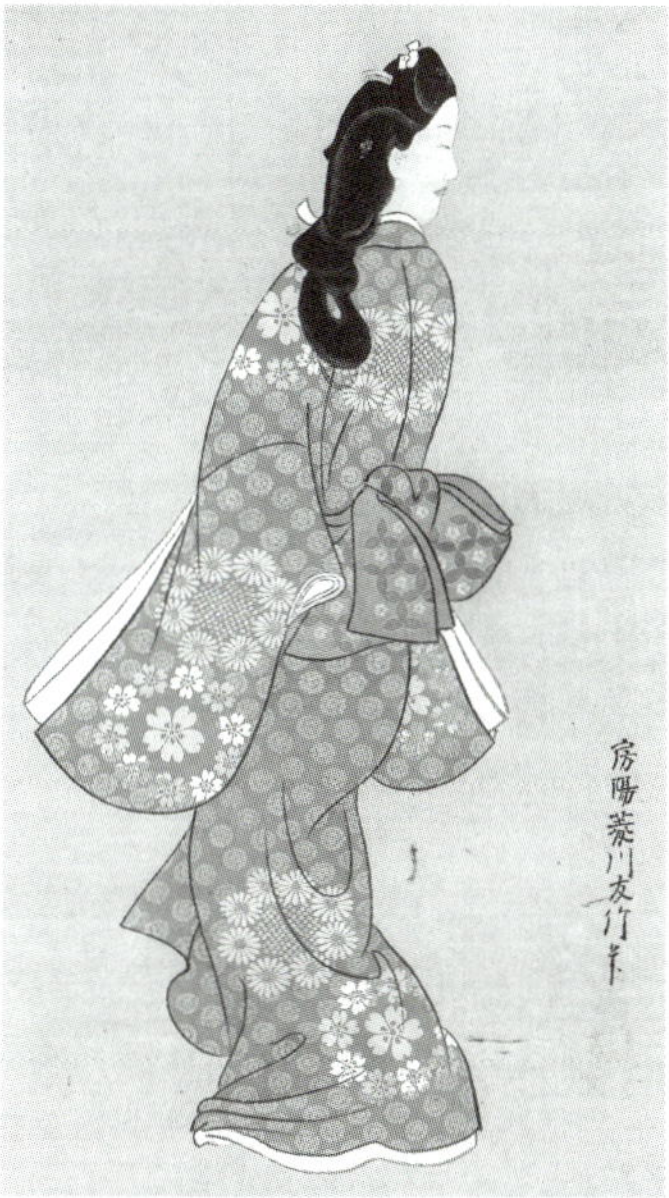

出典:ColBase(https://colbase.nich.go.jp/)

人間関係やコミュニケーションの視点で見たときも、**後ろから誰かに声をかけようとするとき、まっすぐ前を向いて歩いているようなすっきりとした後ろ姿の人には、気軽に声をかけることができます。**

反対に、後ろから見て、頭が落ちていたり、うつむいていたり、背中を丸めているように見える人には、「なにかあったのかな」と思い、声をかけるのをためらってしまうもの。

スマホやパソコンの画面を見る時間の長い現代人は、自分でも気づかないうちに「声のかけづらい人」になっている可能性があります。

「後ろ姿」は、知らず知らずのうちにコミュニケーションにも影響していて、そこに「首」の存在が隠れていたりするのです。

首の後ろあたりにも、自分の目がついているような意識をしてみると、後ろ姿のオーラが違うはずですよ。

老けた背中から卒業しよう

「背中が丸くなるのは、年のせいだから、しかたがない。だから、別になにも対策なんてしなくていい」

そんなふうに思っていたら、とんでもないことです。

「私の首は綺麗」「後ろ姿、最高！」と思うこと。その意識が、背中を変えます。

日本語には「背中を見せる」「背中を見て育つ」のような言葉がありますが、**背中は生き様が出るパーツ**なのですよね。現代の人たち、そこ、損していると思いませんか。

ＳＴＥＰ１で背骨（頸椎、胸椎、腰椎）についてお話ししましたが、頸椎の影響は、背骨全体に出てきます。ということは、首の位置を意識することで、背中の広さ、見え方までが変わってくるんですね。

『思考は現実化する』（ナポレオン・ヒル著、田中孝顕訳、きこ書房発行）という世界的なベストセラーがありますが、その内容はご存じでしょうか？ 思考は**「行動すれば」**現実化するということが、こと細かに書かれているのです。思考が現実化するのは、脳の特徴からしても、行動したときだけの話なのです。

背中に限ったことではなく、**「年を取った」が口癖になっている人たちは、無意識に「年を取った行動」を「しかたない」と言いながらしている**ので、そのまま現実になってしまいます。思考を現実化させるのがとても上手なんですね。

医療機関に勤めていたときに感じていたことですが、「ちっともよくならなくて」と言っている方でも、ほとんどの方は少しずつはよくなっています。それを本人が認めていないだけ。そしていつまでも「よくならない自分」をつくっていたりします。反対に、「ちょっとずつよくなっていると思うの！」と、ほんの少しの変化をよろこぶ人は、周囲が思う以上の快復力を見せてくれます。

イメージの力や脳の力を借りるのに「首」が役に立つのは、脳に近くて「首」の動きや状態が脳にも影響を与えるから。そして、首はよく動くので「身体を感じる」のに最適なのです。

あなたが「美しい首」をイメージすれば、老けた背中から卒業するのはかんたんです。

老けた背中を現実化させずに、**素敵な背中を現実化させましょう。**

整った首、美しい首をイメージする

さて、思考が現実化するカラクリがわかったところで、イメージする力を発揮してみましょう！

【ワーク1】全方向から自分を眺めているイメージをしてみよう

自分の姿を前後左右あらゆる角度から眺めていることをイメージしてみましょう。

まずは鏡や、外にいる人は大きな窓ガラスを見つけて、くるくる回りながら自分の全身を観察してみましょう。

真上や真下から観察するのは難しいと思うので、そこは想像力を使いましょう。真横や真後ろも鏡で見ることができませんので、そこもイメージ力で補います。

【ワーク1】全方向から自分を眺めているイメージをしてみよう

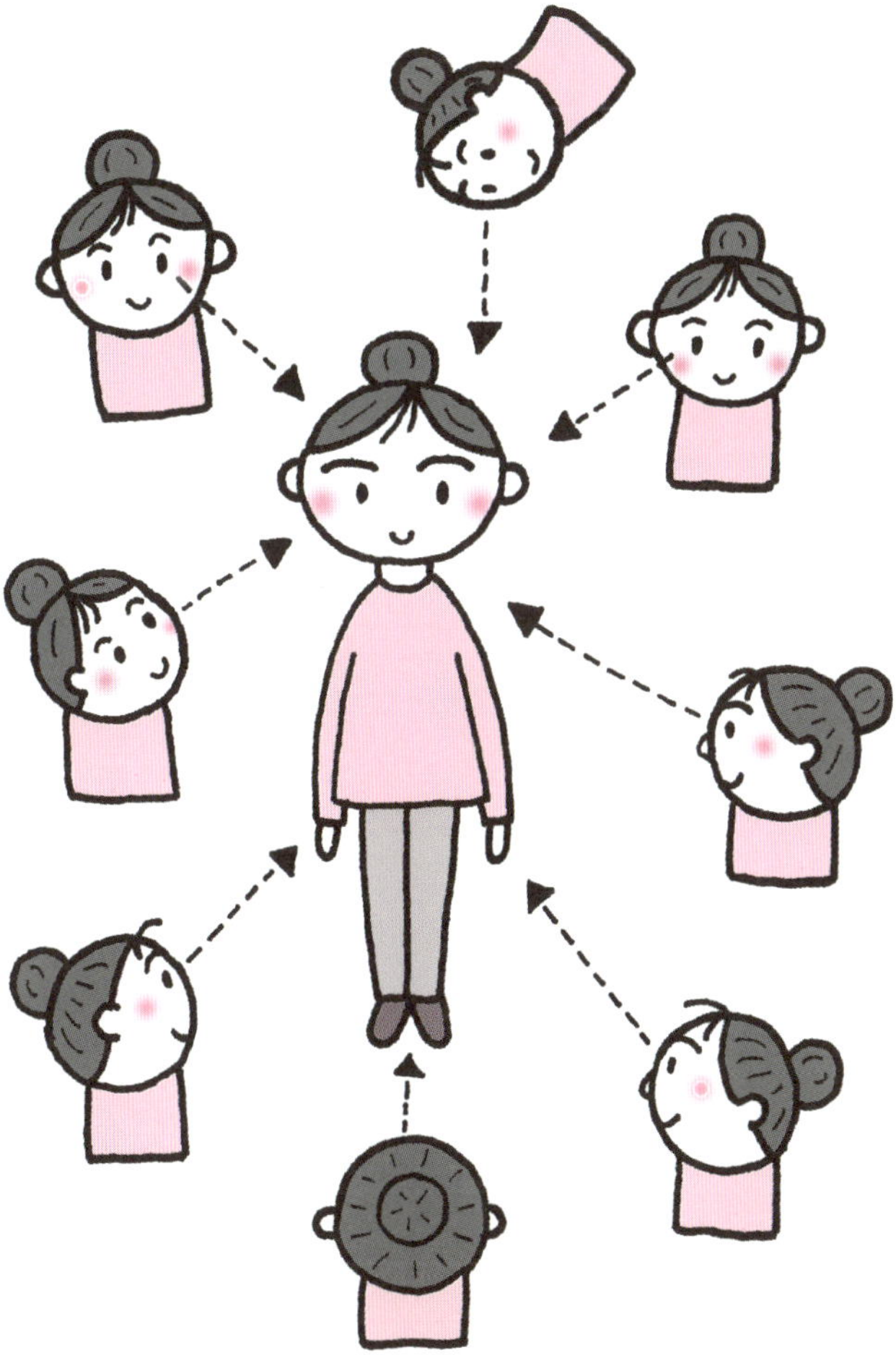

きっと、**「この角度の私、イケてる！」**と思うような好きな角度があるはずです。そして、全方向からの視点を**「最高に美しい」イメージ**に変えていきます。あなたが普段、「素敵だなあ」と思う人の立ち姿を自分に重ねてみるのもいいですね。

自分の全身を見たり想像したりすること自体がなかったかもしれませんので、思いっきり観察して楽しんでみましょう。くれぐれも「鏡とか見るの嫌なんだけど」と目を背けないようにしてくださいね。

さらに、**いろいろな方向から自分を眺めたときに、「首の位置はここがいい」というのを見つけていきます。「最高に美しい首」を自分でつくっていくのです。**イメージをどんどん膨らませていきましょう。一にイメージ、二にイメージ、とにかくイメージするのです。

きっと、イメージしながら、勝手に首が動き出しているはずです。

「イメージする」「意識する」と、そのまま筋肉に伝達されて、身体が動き始めます。それは自覚がないくらい、ちいさな動きかもしれません。そのままイメージにあわせていきましょう。

首はそのまま素直に、「心地よさ」を感じていればＯＫです。

素敵な首のイメージや位置は、ほんの少しずつ、毎日変わります。変わったら変わったで、最新のイメージを楽しんでみましょう。

私たちは、毎日、常に新しいのです。

首の土台をつくろう

少しページを割いて考え方をお話ししてきましたが、いよいよお待ちかねの**身体が変わるワーク**に移ります。

まずは、**土台づくり**のワークです。

首が頭につられて前に出てきてしまうのは、そもそも「土台」が頼りないからです。だから、首そのものが、がんばってバランスを取ってくれているんですね。

やることは、ここまでお話ししてきた

①自分の身体を味わうこと

に加えて、

②「肩」と「腕」の位置を整えること
③大胸筋を開くこと

この3つだけです。

肩と腕の位置が整うと胸の大きな筋肉、大胸筋の位置まで整います。この3つが整うと、首が前に出にくくなります。それればかりか、大胸筋を整えることで、背中の筋肉もゆるむので、背中のこわばりもなくなります。その環境をつくってあげましょう。

【ワーク2】自分の身体を味わう～腕の重さを感じてみよう～

① 普段どおりに腕をぶらんと下げます。
② 腕の重さを感じてみましょう。（片腕で体重の約6％の重さがあります！）
③ 腕の重さで「引っ張られている」肩の感覚を味わいましょう。

【ワーク3】腕の「重さ」から肩を解放しよう～肩のちぃゆら体操・前半～

①顔はまっすぐ前を向きます。
②肩を5回、ゆっくり5ミリくらい上下させます。
③腕をだらんと下げ、腕の重さと肩の感覚をチェックしましょう。
④動かす前と、どんなふうに違いますか？

【ワーク4】大胸筋を開こう～肩のちぃゆら体操・後半～

①腕をだらんと下げたまま、手のひらを前に向けます。（手のひらを前に向けると、自然と肩が開いて、大胸筋が開きます。）
②【ワーク3】と同じように肩をゆっくり5回、5ミリくらい上下させます。
③ゆっくり2回、胸で呼吸します。（腹式呼吸は不要です。）
④手のひらだけ（手首の先だけ）元に戻します。

ポイントは「ゆっくり」「ちいさく」です。周囲から見たら動いているかわからないくらいに「ゆっくり」「ちいさく」を感じてみましょう。

【ワーク2～4】は慣れたら、30秒ほどでできるようになります。

【ワーク2】自分の身体を味わう ～腕の重さを感じてみよう～

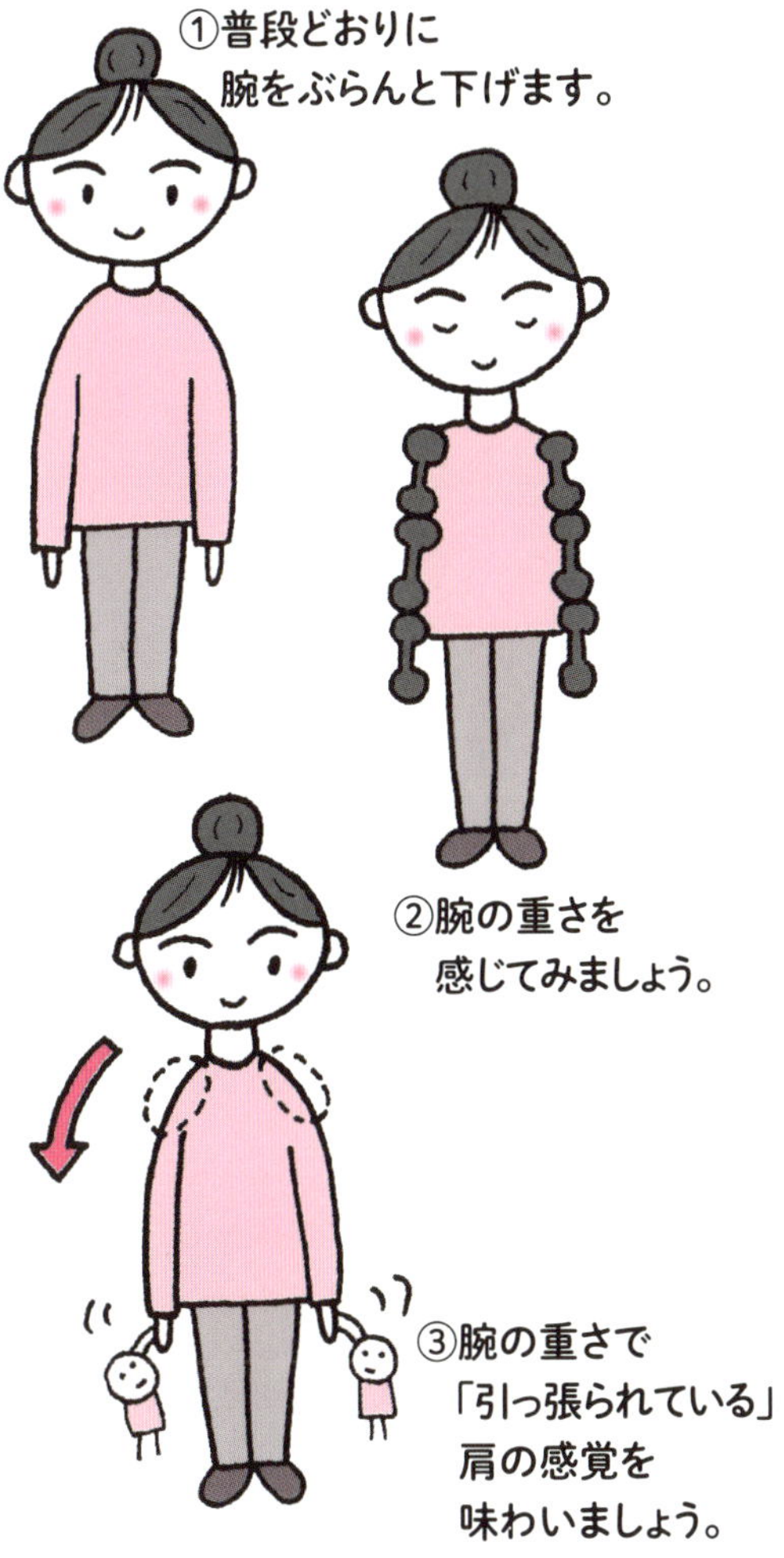
①普段どおりに
腕をぶらんと下げます。
②腕の重さを
感じてみましょう。
③腕の重さで
「引っ張られている」
肩の感覚を
味わいましょう。

【ワーク3】腕の「重さ」から肩を解放しよう
～肩のちぃゆら体操・前半～

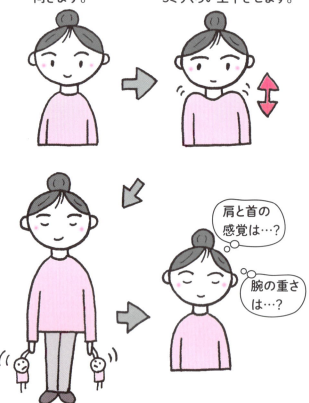

①顔はまっすぐ前を
向きます。

②肩を5回、ゆっくり
5ミリくらい上下させます。

③腕をだらんと下げ、
腕の重さと肩の感覚を
チェックしましょう。

④動かす前と、
どんなふうに
違いますか?

【ワーク4】大胸筋を開こう
～肩のちぃゆら体操・後半～

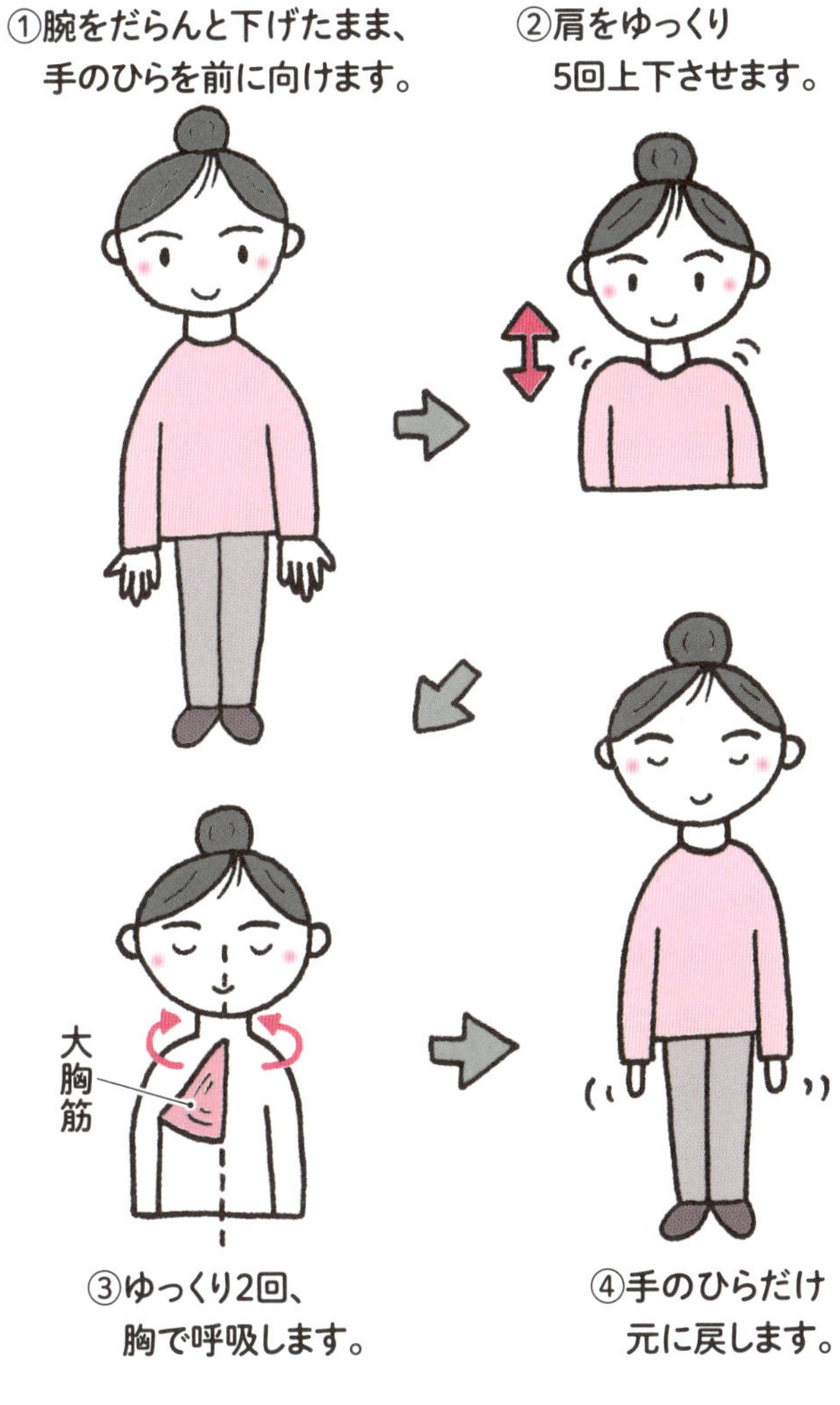
①腕をだらんと下げたまま、
手のひらを前に向けます。
②肩をゆっくり
5回上下させます。
大胸筋
③ゆっくり2回、
胸で呼吸します。
④手のひらだけ
元に戻します。

【ワーク2〜4】をしたら、また身体を味わってみましょう。いい感じに力が抜けているのがわかるでしょうか。

そして、首を前に出そうとしてみてください。

きっと、前に出すほうが、首の後ろが引っ張られてツライ感じがすると思います。

その感覚があればＯＫです。

このワークは私がサロンやオンラインでお伝えしている**「ちぃゆら体操」**を使っています。

多くの人は、身体のどこかに不調や違和感を覚えると、大きく動かして「痛いことの確認」をしようとします。それが、傷口に塩を塗るようなものだとは思ってもいないのでしょう。

大きく動かすと、身体の外側にある大きな筋肉が動きます。反対に、**ミリ単位でちいさくちいさく動かすと、大きな動きでは動かない、身体の中心の、骨に近い部**

分にあるちいさな筋肉が動き出します。

試しに、肩を上下に大きく動かしたときと、5ミリを意識して小さく動かしたときとを比べてみてください。ちいさく動かすほうが、身体の中、骨に近い筋肉が動いている感覚がわかります。

もし、わからないときは、「ちいさく」「ゆっくり」の度合いが甘いのかもしれません。5ミリ動かすのを、秒速2・5ミリくらいまで、ゆーーーーっくりにしてみましょう。あ、息は止めないでくださいね！

「ちいさく、ゆっくりと動かす」という感覚をどうぞ楽しんでください。

土台が整うと、首は一番楽な本来の位置に居てくれるようになります。

身体はとても賢いので、ちゃんと自分にとって楽な位置、いい位置を知っています。

普段はどんなに「いい位置」に戻りたくても、「日常生活」で積み重ねられているちょっとした「クセ」のほうが強くて戻れないのです。身体はあなたが思っているよりも緊張している上に、意識もしてもらえないから、戻れなくなってしまっているのです。仲よくしたいのに、うまく近づけない人間関係みたいです。（あぁ、もどかしい！）

だから、意識を向けてあげる。話しかけながら、ちいさくゆっくりと動かす。それだけで、**身体は応えてくれる**ということを感じてみましょう。

なんとなくでいいのです。一生懸命やらないというのがお約束。だって、一生懸命やってきたから、身体がガチガチになって、一番いい位置、楽な位置がわからなくなっているのですから。

身体と遊ぶような感覚で、「なんとなくこういうこと？」くらいの意識で、身体を味わうところから始めましょう。

少し余談を挟みます。お気づきかもしれませんが、首に影響を与える「重さ」は、頭だけでなく、腕の重さもあるのです。

1980年代ごろまでの日本では、日常生活の中で「手を頭より上にあげる」という動作がありました。はたき掛けや、洗濯物やお布団を干すといった動作をするうちに、**腕の「重さ」を逃し、肩の筋肉の負担を減らすことができていたのです。**現代人はそのチャンスを、便利さと引き換えに日常生活の中からなくしてしまいました。

だから、**肩を大きく回すというより、上下にちいさくでも意識的に動かしてあげることが大切なのです。**

肩にも首にも効く、とっても楽しくて超おすすめの動きは、**阿波踊りの女踊り**です。バンザイしたまま、ちいさく揺れ続ける阿波踊りには、現代の日本人の身体に必要な動きがまとまっています。本格的な阿波踊りの型はお稽古が必要なものですけれど、ひとまず「なんちゃって阿波踊り」で、ゆらゆらしながら身体を感じられたら最高です。

さあ、この土台から、あなたの首が整っていきます。それをたっぷり味わって、楽しんでいきましょう！

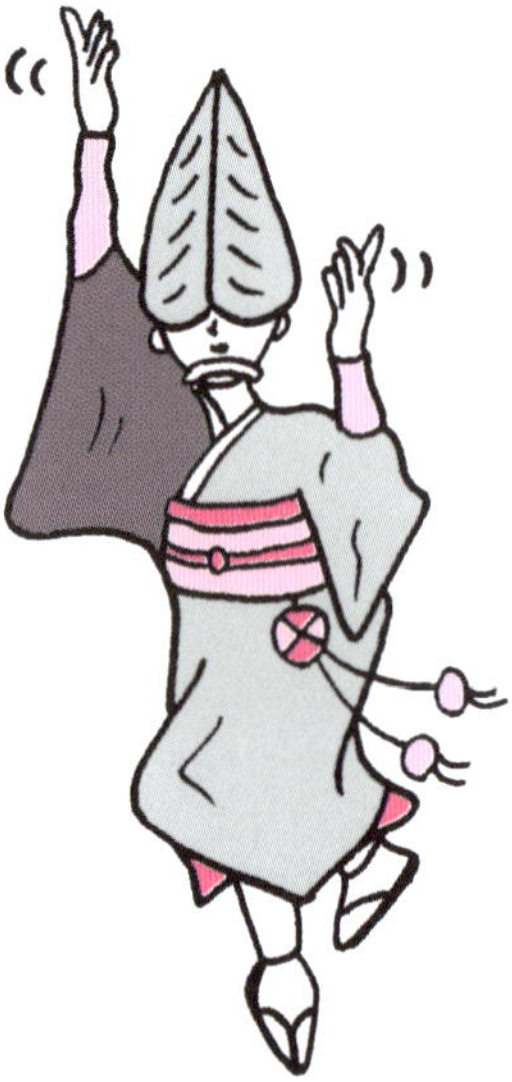

身体にやさしい順番を覚えておこう

前項でワークを紹介しましたが、「ちいさく」「ゆっくり」動くことに、最初のうちは戸惑うかもしれません。「そんなことやったことないし！」と言われそうです。私のサロンでも、オンラインでも、みんな笑いながら「ちいさく」「ゆっくり」を最初は戸惑いながら、楽しく味わっています。

そうです。「ちいさく」「ゆっくり」の動きは、**今までやったことがないからこそ、よく効くんです。**

今までは、肩を回すのも、腰を回すのも、首を回すのも、大きく、ぐるんぐるんと動かしていましたよね。大きく動かせば動かすほど、「やってるぜ！」という感覚が生じて、満足感につながります。
でも、それは要らない満足感です。今日からいったん、その満足感を追い求めるのをやめましょう。

後からくわしくお伝えしますが、身体を大きく動かすことは「やったらダメ」ということではありません。「順番」を覚えておいてほしいのです。やったらダメというよりは「いったんヤメル」と考えるとよいので、ひとまず「いったんヤメルことリスト」を確認してください。

【いったんヤメルことリスト】

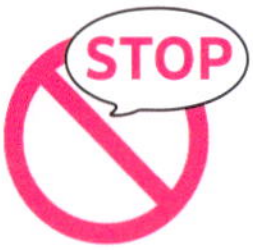

＊首をゴキゴキ鳴らすと同時に、左右に乱暴に傾けるのはヤメル。
＊首をぐるんぐるん回すのはヤメル。
＊肩や腰をぐるんぐるん回すのもヤメル。

いったんヤメル理由は、この**大きな動きが身体にダメージを与える**からです。

大きく動かすと、身体の外側にある大きな筋肉が動きます。ちいさく動かすと、身体の内側の骨に近いところにあるちいさな筋肉が動きます。ちいさな筋肉を動かさず、ちいさな筋肉が固まったままで大きな筋肉を動かすと、ちいさな筋肉が「やめてよー」と、足を引っ張るような状態になります。

その状態で大きく動かし続けると、短期的には大きな筋肉が「ほぐれた」ような気になるもの。ところがどっこい、動けていないちいさな筋肉がまた、大きな筋肉の動きを制限していくのです。

だから、また、固まったり、痛くなったりを繰り返してしまいます。整体に繰り返し行かなくてはいけないような、堂々めぐりの原因がここにあります。

だから、「順番」が大切なのです。

動かすときは、ちいさな筋肉から動かすこと。

本書では、首まわりのちいさい動きをたくさんご紹介していますが、ちいさな筋肉が満足したなぁと感じられたら、大きく動かしてみると、以前よりずっとなめらかに動けるようになっていることに気がつくはずです。

いつの間にか身体の動きがなめらかになっているなんて、なんだかワクワクしませんか？

Column

よい姿勢をやめると、猫背がなおる

「姿勢をよくしよう」「背筋を伸ばそう」という意識が高い人ほど、かくれ猫背だったり、猫背予備軍になったりしていることを知っていますか？

こういう人は不自然に身体を緊張させてしまうので、すぐに疲れてしまい、猫背になってしまうのです。

そんな猫背になる循環をぐるぐるさせる必要はなく、身体そのものの循環をよくしましょう。これまた、「順番」のお話でもあります。

試しに、思いっきり背筋を伸ばして、姿勢をよくしてみてください。そうすると、前半でお話したように首に力が入るだけでなく、膝の裏側に力が入り、膝の裏が伸びきってしまうのがわかりますか？

実はこれが、猫背になってしまう原因の1つなのです。

今度は、**膝を上下にトントンとゆらしてみてください。貧乏ゆすりのイメージですね。膝をゆらして、ゆるめたら、そのまま、膝に力を入れずに立ってみましょう。膝の裏に1ミリだけ余裕をあげるかんじです。**

そうすると、無理に背筋を伸ばそうとしなくても、すっと、背中が伸びている感覚、背中の緊張が取れて楽になっている感覚がわかるでしょうか。

慣れないと、ものすごく膝を曲げているような気になりますが、ほんの少しのゆるみをつくるだけなので、見た目は全然曲がっていないのです。膝のゆるみがつくれると、猫背になるほうが背中がしんどくなります。これが、膝の「ちぃゆら体操」です。

そもそも、**膝には、二足歩行時に身体が受ける衝撃を和らげるクッションの役割があります。**（クッションといえば、首の構造もクッション構造でしたよね。）いつのまにやら思考に沁《し》みこんだ「背筋を伸ばす」という行為が、このクッションの役割・効果を半減させてしまいます。そうすると、腰も背中も筋肉を緊張させながら、身体を守らなければいけなくなります。

おわかりでしょうか？　これも、肩こりや腰痛の原因になるのです。「姿勢をよくしよう」という意識が、めぐりめぐって猫背の原因となってしまうのです。

今日からはぜひ、「背筋を伸ばそう」「姿勢をよくしよう」と思うのではなく、**「楽な背中をつくろう」「からだ本来のクッションを取り戻そう」**という意識で過ごしてみてくださいね。

STEP 3

わかればカワル

首が整えば
フェイスラインも
美しくなる

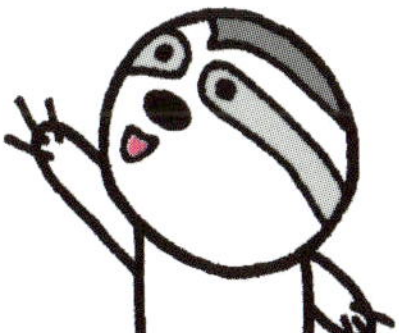

首がたるんでいる人は、フェイスラインもたるんでいる？

首の土台が整ったところで、今度はフェイスラインのお話です。

人によりお顔の形が違うように、理想のフェイスラインも少しずつ違いますよね。美容液や美顔器などでフェイスラインのお手入れをしている方もいるでしょう。

ところで、フェイスラインのたるみが気になる方、首はどうでしょうか。たぶん、首もたるんでいるのではないでしょうか。

お顔と首は皮膚がつながっています。国境なんてないくらいに地続きです。そもそも皮膚は全身一枚皮ですが、顔と首はそれが一番実感できるところです。

では、ここで顔と首を自撮りしてチェックしてみましょう。

チェック2 自撮りで首とフェイスラインをチェックしよう

「自撮り」をしてチェックしてみましょう。鏡で見比べてもOKです。

①真正面から、顔と首を撮ります。

②顔を斜め45度上向きにして、顔と首を撮ります。

③顔を斜め45度下向きにして、顔と首を撮ります。

チェック2
自撮りでチェックしましょう

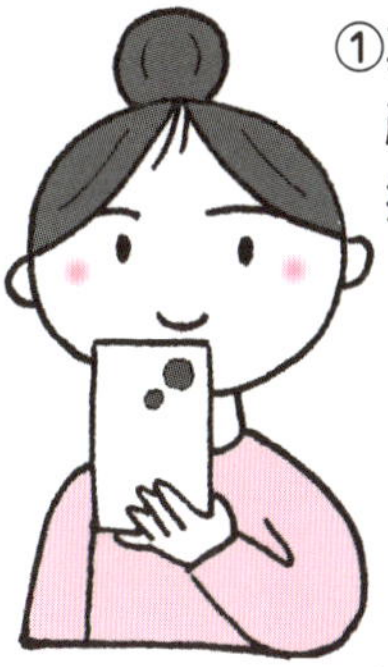

①真正面から、顔と首を撮ります。

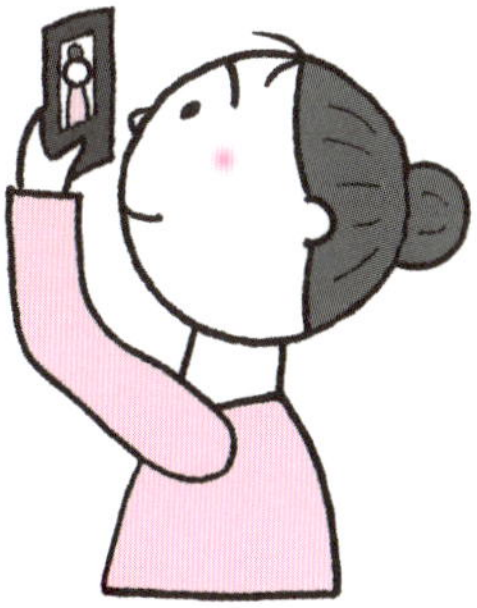

②顔を斜め45度上向きにして、顔と首を撮ります。

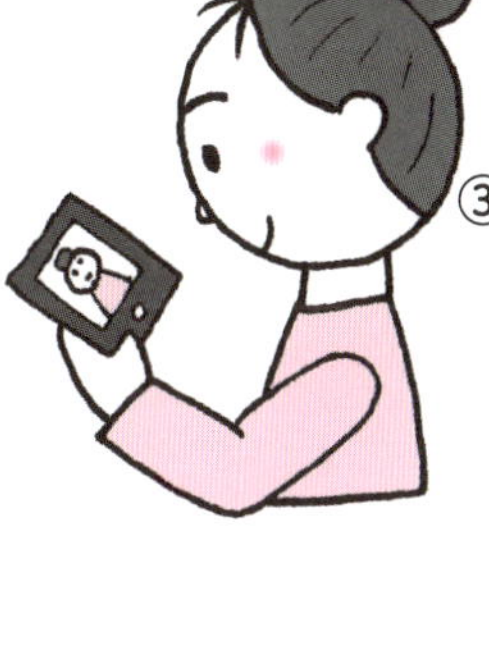

③顔を斜め45度下向きにして、顔と首を撮ります。

撮り終えたらチェックしてみましょう。顔と首の「老け具合」は同じくらいでしょうか。もしかしたら、首のほうがお顔より老けていたりしませんか。

②の斜め上向きでは、顔も首も皮膚が少し張るので、若い感じに見えます。

③の斜め下向きでは、顔も首も皮膚がたるむので老けて見えます。

スマホやパソコンが仕事や生活に欠かせない人は、少し下向きで過ごしていることが多いはず。だから、**首に意識が向いていないと、お顔やフェイスラインのケアをがんばっても、首のたるみの分だけフェイスラインが下に持っていかれます。**

もうひとつチェックしてほしいのが、**あごと後頭部の位置。**スマホやパソコンの画面に向き合っていると、ストレートネックとまでいかなくても、あご（頭）が前に出てしまいがち。**後頭部が背中と同じライン上にあったり、背中より前に出ていたら要注意です。**

フェイスラインや首、あごが前に出てしまっている方には次の「首のちぃゆら体操」のワークをおすすめします。

【ワーク5】首をちいさくゆっくり動かしてみよう～首のちぃゆら体操～

①顔は真正面を向きます。
②首を上下にゆっくり動かします。
③首を左右にゆっくり向けます。
④顔を前後左右にゆっくりスライドさせます。（できる人だけでOK。）

【ワーク5】首をちいさくゆっくり動かしてみよう ～首のちぃゆら体操～

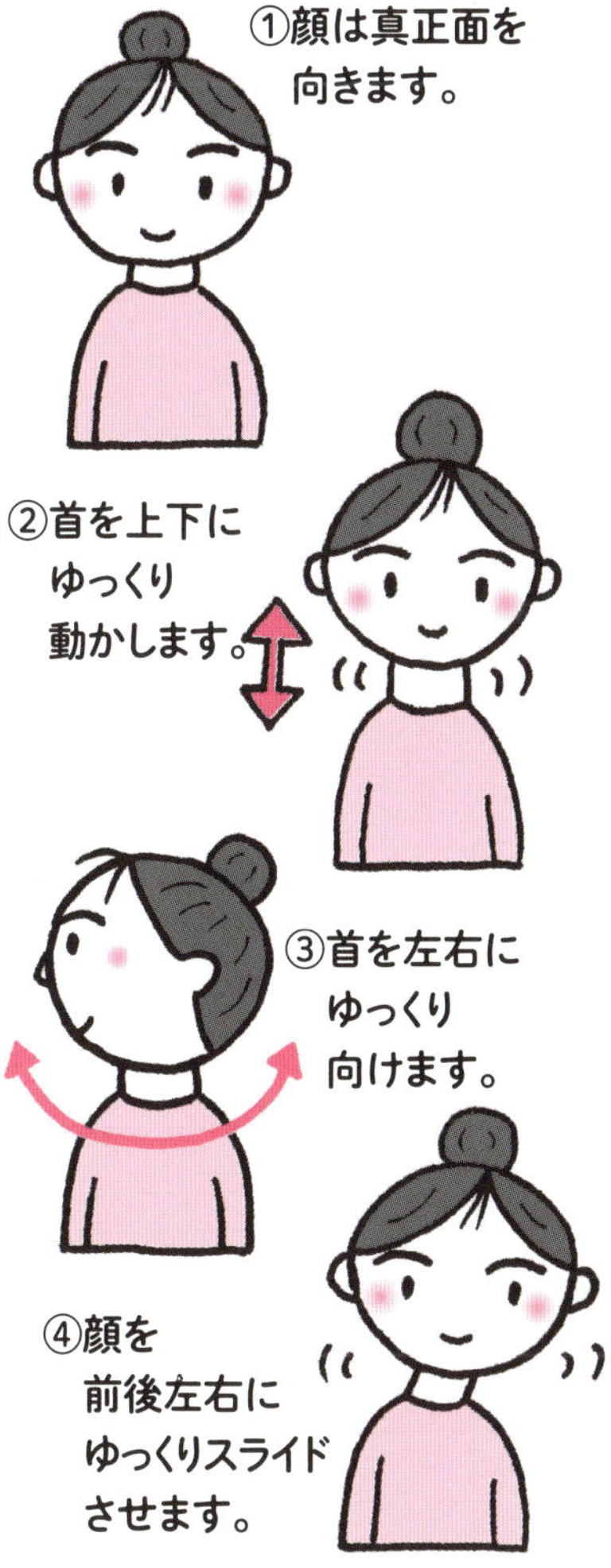

「首」は身体の中でも可動域の広いパーツですが、日常生活の中ではその可動域を思いのほか使っていません。だから、鏡を見ながらゆっくり動かしてみましょう。

身体に「パーツごと」の意識が向いていないうちは、首だけ動かそうとしても、肩も一緒に動いてしまうもの。でも、ゆっくり動かしているうちに、だんだん首だけ動かせるようになっていきます。**特に④の動きは「首の可動域」として忘れられている動きですが、ストレートネックの方には必須の動き**です。インド映画で踊っている俳優さんの気分で動かしていきましょう。動くようになると、だんだんとおもしろくなってきますよ。

動くはずの場所が動かない、動かせないということは、筋肉の衰えとたるみにつながります。

フェイスラインをすっきりさせたいときは、「首のたるみがなくなる首の条件」を意識するといいですね。

首のシワがある人は、フェイスラインがもたつく

二日酔いでむくんでいるわけでもないのに、フェイスラインがなんだかシャープではない、すっきりしない方、いますよね。

たるみの延長ではあるのですけれど、そういった「フェイスラインのもたつき」にも、首が大いに影響しているのです。

額《ひたい》から頬《ほほ》くらいまでは綺麗なラインなのに、頬からあごにうつるあたりで「もたつき」が現れている方は、「首のシワ」をチェックしてみましょう。前項と同様に自撮りした写真をチェックしてもいいですし、鏡を見ながら、正面のシワがどうしたら薄くなるか、首を動かしながらよく観察するのもいいでしょう。

たるみは重力の影響ですが、シワは水分不足・循環不足の影響です。つまり潤いが不足している可能性があります。首も、お顔と同じくらいお手入れをして、潤いをあげてください。ちなみに、**「動く」ということ自体が、身体にとっては潤いをもたらすものであることも、お忘れなく。**

身体の潤いとは、**健やかな循環**です。**健やかな循環は、スムーズな呼吸、柔らかい筋肉、そして滞りのない血液の流れがそろって成立するもの**だということを、あわせて覚えておきましょう。

首とフェイスラインの密な関係

ここまで読んで、**首はフェイスラインに影響を及ぼし、フェイスラインは首に影響を及ぼす**ことがわかってきたのではないでしょうか。

前にも言いましたが、首とお顔の皮膚って、国境もないくらいに地続きです。それなのに、どうしてもお顔ばかりが注目され、首だけ話の外に置かれていることが多いのです。首とお顔は地続きなのですから、その関係は「密」に決まっているのに。

「密な関係」というところで、鏡を見ながら、あごのあたりのフェイスラインをちょっとつまんで引っ張ってみてくださいますか。一緒に首の皮膚もついてきますよね。

今度は首をゆっくりと横に倒してみてください。首の筋肉とフェイスラインの筋肉が一緒に動いている感覚を味わうことができます。ゆっくりと動かしながら味わってみましょう。（こういうのも「ちぃゅら」のうちです。）

皮膚はもちろんのこと、筋肉もお隣さん同士です。ということは、首の筋肉の緊張が強いと、お顔の筋肉の緊張も一緒に強くなります。首の筋肉がやわらかくてふわっとしていると、お顔の筋肉もやわらかくなります。

あなたのお顔、緊張ごわごわのなまはげのお面のようなこわーいお顔になっていませんか？

実はここが大切なポイントです。先にたるみやシワのお話をしましたが、**たるみやシワができるのは、筋肉と皮膚との関係がうまくいっていないとき**なのです。

皮膚の下に筋肉がありますね。例えば、赤ちゃんの筋肉は緊張していなくて、やわらかい筋肉で、水分も多くて、頬をつつくとプニプニです。そんな筋肉の上に乗っているから、皮膚にも張りがあって、たるむことはありません。

これが、大人になるにつれて、いろいろな緊張を受け取ることになります。それはお顔の筋肉にも影響します。**肩も首もこって緊張していると、筋肉はしゅーっとしぼんでいる状態になります。だから、その筋肉の上にある皮膚は重力のままに滑り落ちてしまうのです。**

硬くなったままの筋肉に対して、無理にマッサージやストレッチをすると、筋肉を傷つけ、さらに筋肉が硬くなってしまいます。そして、また皮膚がずれる——という、うれしくない循環にはまってしまうのです。

こういった一連の流れでたるみが生じてしまうのですが、たるむ一歩手前にあるのがシワということになります。

ということで、たるみやシワをつくらないようにするために、首やお顔の緊張をやわらげてあげましょう。予想がついた方もいるかと思いますが、緊張をやわらげるには、動かせばいいのです。

首と顔の見た目に影響する筋肉と、動かせる関節を、イラストを参考に動かしてみてください。

緊張のとれたやわらかいお顔は、とっても素敵ですよ。

緊張しやすい筋肉を動かしてみよう

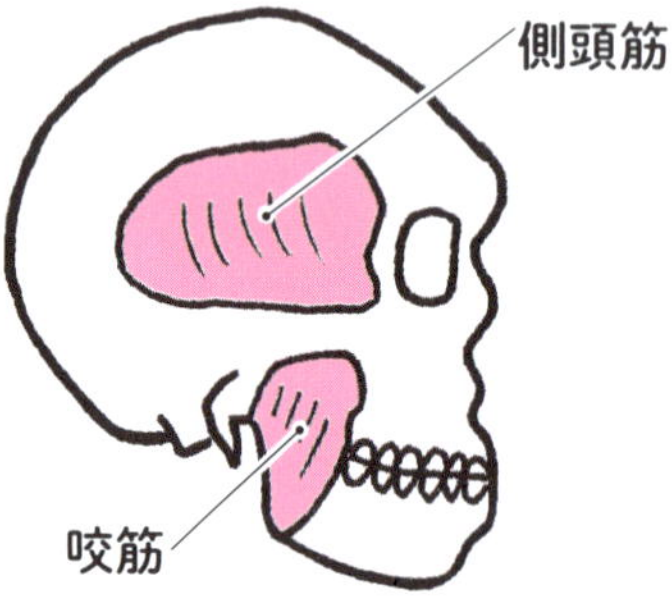

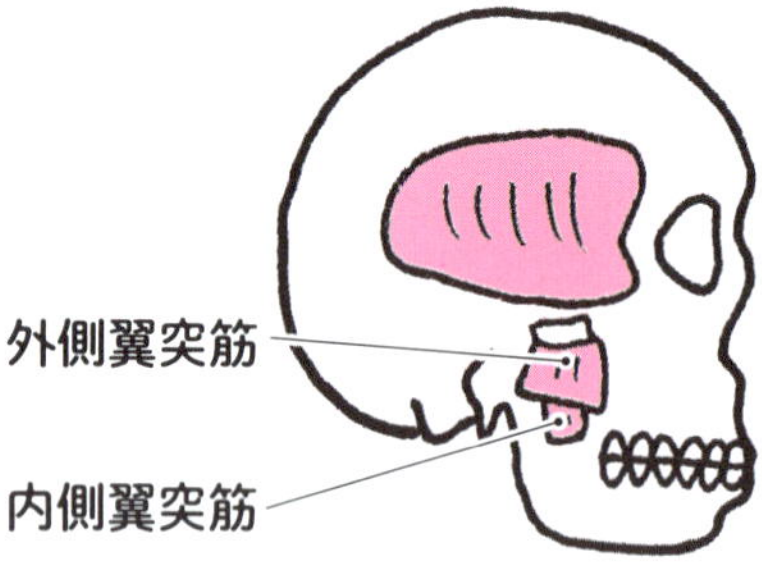

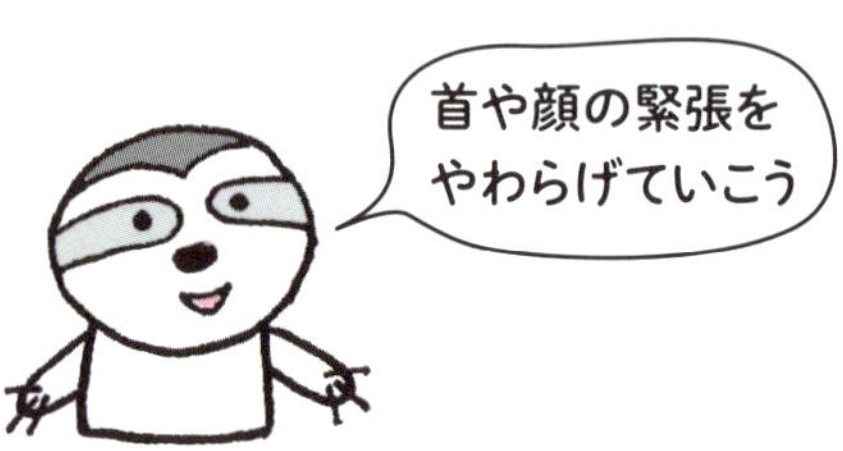

首に絶大な影響力を持つのは頭の重さ

日常生活の中で「重力」の存在を意識したことはありますか。

毎日のように整体の施術をしている中で、60分「寝た状態」で施術しても、起き上がった瞬間に重力の影響が変わることが、どうにも気になるようになりました。

そこから、**「日常生活の中で一番多いのは頭が上にある状態。そのときになにをしたら身体が楽になるだろう？」**と考え続け、検証してきました。


頭が重いことは知っている方が多いですが、具体的にどれくらいの重さがあるかわかりますか？　**頭の重さは、体重の約8%**といわれています。体重50キロの人なら頭の重さは約4キロです。2キロのお米2袋分です。けっこうな重さですよね。

そんなに重い頭を、細い首で支えているわけです。

こんなことを言われるのは初めてかもしれませんが、**今日から、頭の重さを感じていきましょう。**そして、頭の重さの負担が一番少ない首の状態を知っておきましょう。

それではここで、頭の重さを感じるワークをしましょう。

【ワーク6】頭の重さを感じてみよう

①まっすぐ前を向きます。
②1秒に1度ずつ角度を変えるくらい、ゆっくりと上を向いていきます。
③上を向いた状態になったら、今度は②と同じくらいゆっくりと下を向いていきます。
④②と③を繰り返しながら、首に意識を向けて、頭の重さの負担が一番少ないところを見つけます。

【ワーク6】頭の重さを感じてみよう

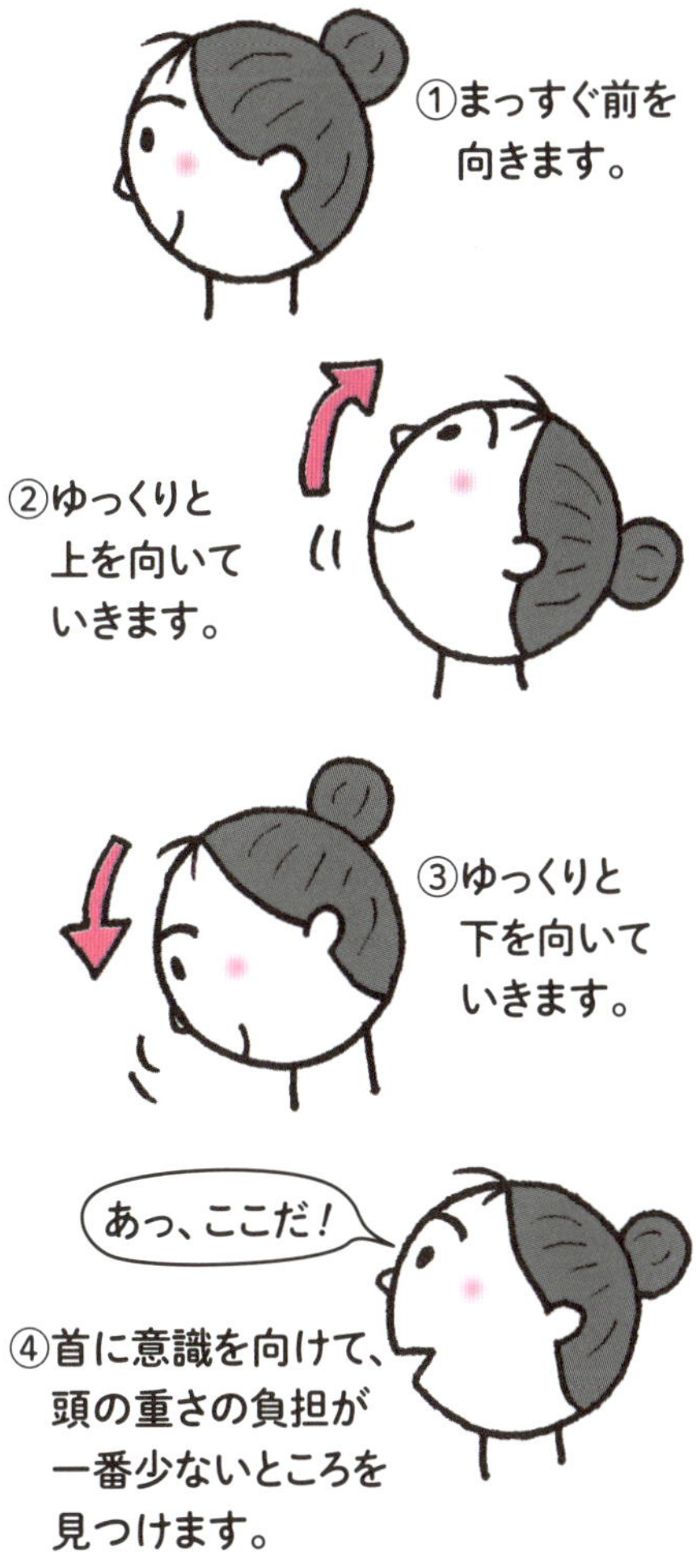
①まっすぐ前を
向きます。
②ゆっくりと
上を向いて
いきます。
③ゆっくりと
下を向いて
いきます。
あっ、ここだ！
④首に意識を向けて、
頭の重さの負担が
一番少ないところを
見つけます。

ポイントは、丁寧にゆっくりと頭を動かしながら、**首の後ろで頭の重さを感じること。**

普段、首の後ろが頭に引っ張られてゴリゴリになっている方が多いと思うのですが、**頭の重さから首が解放されて、首の後ろのゴリゴリが柔らかくなる感覚になる頭の位置が必ずあります。それを見つけましょう。**

首が楽になる頭の位置を見つけたら、そのときの目線をなんとなく覚えておきましょう。ほとんどの方が、いつもより高い目線になっていると思います。

「なんとなく覚えておきましょう」と言いましたが、この「なんとなく」もポイントの1つです。

そして、身体を整えるときに覚えておいてほしいのですが、**維持しようとしないこと。**

整体あるあるの1つに、「どれくらいもちますか？」という質問があります。答えは「もちません」です。というか、**「もたせようとしないでください」**なんですね。よい状態を感じたら、**よりよくなるイメージにシフトチェンジしていただきたい**のです。

身体は常にちいさく動いて変化しています。止まっていても動いているといえます。そんな身体を「維持する」ということは「固める」ということであり、つまり

「退化」させてしまうことにつながります。そんなことをしても身体はよろこびません。

身体は毎日変化しているのですから、「今日はここなんだ」と変化を味わうことを大切にしていただきたいのです。

目線の高さがなんとなくわかったところで、少し広い場所があったら、**その目線のまま歩いてみてください。**ふだんよりも歩きやすいはずです。というのも、その目線の高さなら、頭の重さのバランスをとるために、身体の余計な筋肉が働かなくてすむからです。

この微調整を「身体はずーっとしてくれていたんだ！」と思うと、身体に対する感動と感謝の気持ちでいっぱいになってきませんか？

頭と腕の重さを感じてみよう

私たち現代人の身体、というか脳の感覚は、二足歩行を開始したころと実は変わりがありません。文明が発達しているので人間も発達しているように思ってしまいますが、文明のほうが人間を追い越してしまっているのが現状です。

ですから、サバンナなどで生活している人々を「身体の使い方のお手本」と、想像してみましょう。遠くにある素敵なものも、危険なものも、いち早く発見するために、**目線は少し上を向いた状態が、本来は人間の最適なのです。**

パソコンやスマホ、ボタン1つの家電に慣れてしまった現代の日本人は、その感覚を忘れてしまっています。そこで、頭の位置に意識を向けてみると、**「この位置だと、首が楽」**というのは感じられるはずです。**楽に感じるのは、そこが本来の頭と**

首の位置だからです。

ＳＴＥＰ２で**【ワーク２】自分の身体を味わう〜腕の重さを感じてみよう〜**（57ページ）という、重力を感じるワークがありました。

この「腕」というのも人間の特徴の１つで、**肩からぶら下がっている**んですね。しかも腕１本の重さは体重の約６％、体重50キロの人なら片腕だけで約３キロもあるんです。現代人は頭を上げなくなっているのと同じく、腕を上げることも日常生活の中では少なくなっている、と少し前に書きました。

本当なら日常生活の中で「動きながら」解消されていた頭や腕の重さは、動かなくなった現代では、「解消困難なもの」になってきています。そして、この「重さ」の影響を一番受けているのは、なにを隠そう「首」なのです。

重力と身体の重さと動きの関係がわかってくると、身体がちょっとつらくなったとき、「自分で何をしたらいいか」も、だんだんとわかるようになってきます。

本書では「首」にフォーカスしてお話ししていますが、あなたにとって、この先ずっと使えるような身体の「考え方」も、ここまでで一緒に身についてきているはずです。**重力と身体**という新しい視点で、ご自身の身体も観察してみてくださいね。

重力の話が出たところで、バンザイするちぃゆら体操のワークを紹介しましょう。こまめにやることで肩・首・背中がゆるみます。デスクワークをしながら、1時間に1回くらいゆらゆらしてみてくださいね。


【ワーク7】肩・首・背中をゆるめよう〜バンザイするちぃゆら体操〜

①バンザイをして、手のひらを外に向けます。
②肘を軽く曲げて、顔は少し上を向いて、
③そのまま肘を上下にちいさくゆらします。

【ワーク7】肩・首・背中をゆるめよう
～バンザイするちぃゆら体操～

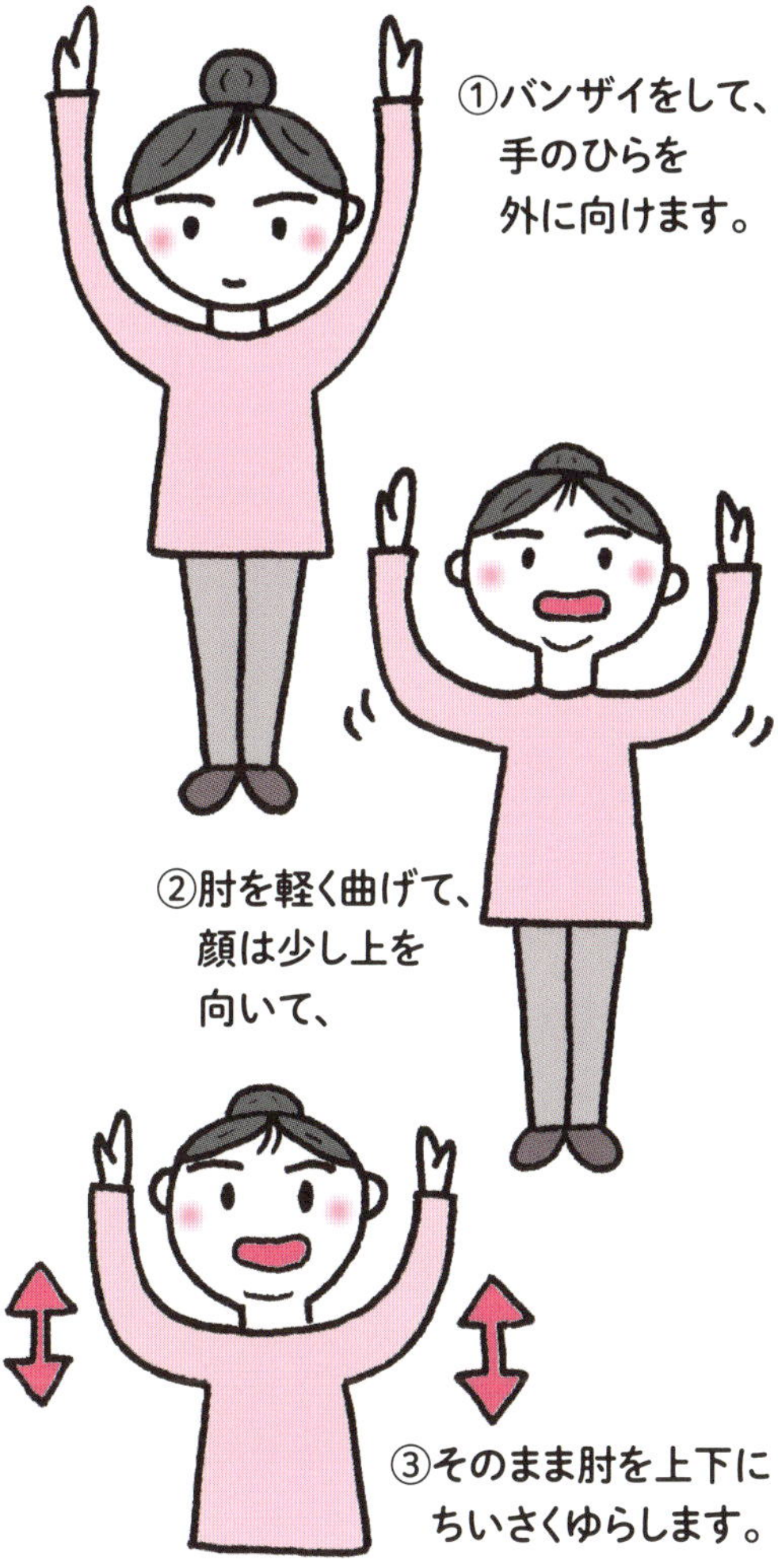

①バンザイをして、手のひらを外に向けます。

②肘を軽く曲げて、顔は少し上を向いて、

③そのまま肘を上下にちいさくゆらします。

しつこいようですが、改めてもう一度おすすめしたいのが、日常に阿波踊りを取り入れることです。怒られるかもしれませんが、阿波踊りはバンザイするちぃゆら体操の「お友だち」です。気持ちも楽しくなりますし、最高のセルフケアだと私は思っています。（ものすごく阿波踊りを推していますが、徳島県の出身ではありません。）

食いしばりはありませんか？

頭と腕の重さが首に影響を与えることを説明してきましたが、身体にはもう1か所、重力の影響を受けやすい部分があります。これまた首の近くで、フェイスラインにも影響してくる部分です。どこだかわかりますか。

それは、顎《がく》関節です。

最近、顎関節症の人が増えているそうです。なぜかといえば、マスクを着ける習慣のせい。口が開けにくい、顎関節がコキコキと音が鳴って痛いなどの症状は要注意です。そんな違和感でもなければ、意識を向けることのない場所ですが、だからこそ大切なのです。

それでは、顎関節を意識していきましょう。

ガイコツの模型を見るとわかりますが、いわゆる**下あごの部分は頭蓋骨とくっついていません。**ちいさな筋肉が顎関節のところで下あごをぶら下げてくれています。ブランコみたいな感じです。

そして、首（頸椎）がズレると、あごがズレます。反対に、噛み合わせが悪かったり食いしばりが強かったりしてあごがズレると、首（頸椎）にも影響が出ます。

食いしばりに関しては、自分では気がついていない方も多いです。あごがズレていることに加えてストレスの多い生活をしていると、知らず知らずのうちに「食いしばり」の現象を抱えるようになり、やがてそれが普通になってしまうのですね。

食いしばりは、上の歯と下の歯をぎゅーっと噛みしめていることだけを指すのではなく、**１日に20分以上、上の歯と下の歯が「当たっている」状態であれば、それは立派な食いしばりです。**

それではここで、食いしばりをしているか、チェックしてみましょう。

> **チェック3　食いしばりをチェックしよう**
>
> 口を閉じて、上の歯と下の歯の間にスキマをつくって、１分間キープ！

チェック3
食いしばりをチェックしよう

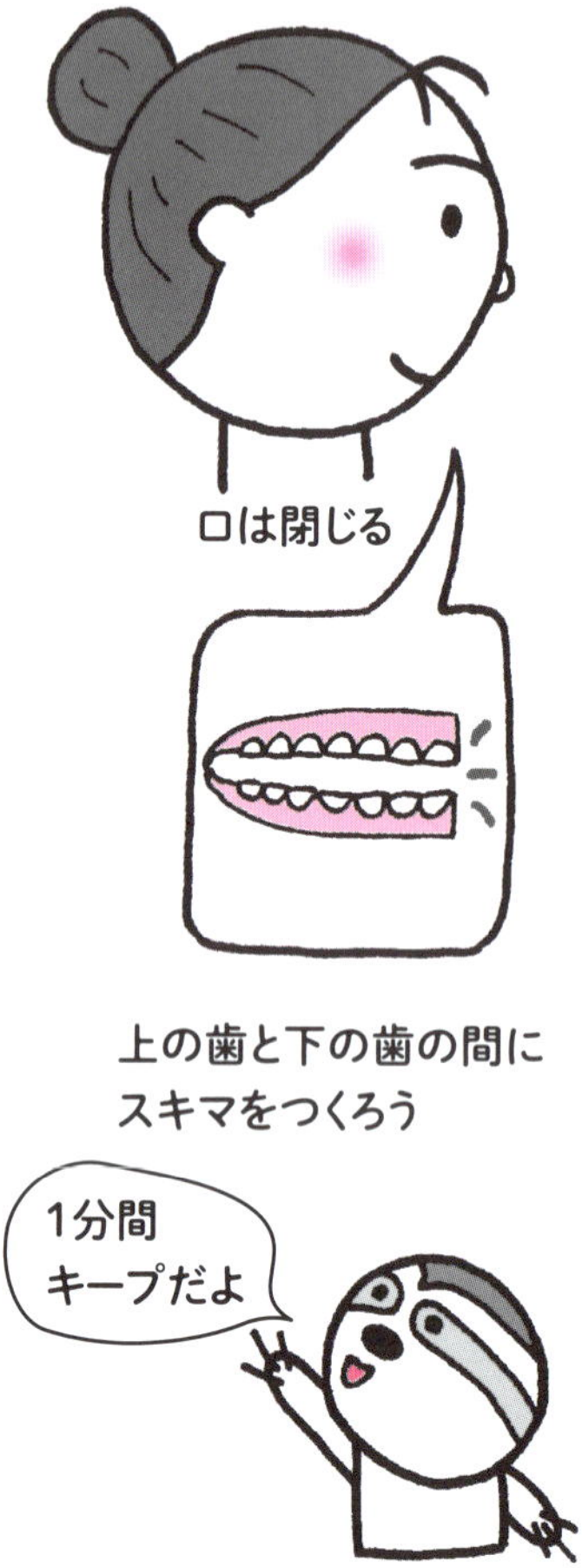

苦もなくキープできた人、このまま1時間でも大丈夫と思った人は、食いしばりの可能性は低いです。

1分間がつらかった、1分はできたけれど1時間は無理という人は、食いしばりの可能性があります。

食いしばりがあると、下あごをぶら下げている筋肉や、頬の筋肉の緊張が強くなります。

ということは、もうおわかりですね？ **お顔の緊張が強くなれば、首の筋肉の緊張も強くなります。** 首の緊張が強くなると、頭が落ちやすくなります。そうすると、フェイスラインがたるんだり、もたつきやすくなる、でしたね。

特に食いしばりがあることで、筋肉が緊張している場合は、フェイスラインのたるみやもたつきだけでなく、食いしばることであごのエラの部分が発達して、顔が大きくなってしまうということも起こります。

歯医者さんで「食いしばりがあるかもしれません」と言われたことがあったり、朝起きたときになんだかあごに力が入っていてつらいという経験のある方は、気づいたときにできる次のワークをやってみてください。

【ワーク8】 あごをゆらしてみよう～あごのちぃゆら体操～

①首の位置を整えます。
②下あごだけ前後にゆらゆら1ミリずつのイメージでゆらします。
③下あごだけ左右にゆらゆら1ミリずつのイメージでゆらします。
④耳の下あたり、顎関節あたりをそっと指で触れて、呼吸します。

最初のうちは、下あごを前後左右にゆらす感覚がわからない人もいるかもしれません。鏡を見ながらゆっくり動かしてみると、だんだん動くようになりますよ。

こんなふうに、頭、顔、首は、ぐるぐると影響しあっています。そして、それは全身にも影響していくのです。

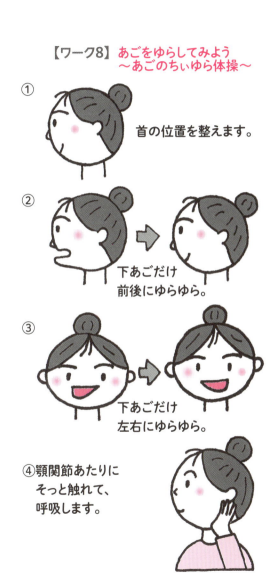

【ワーク8】あごをゆらしてみよう
～あごのちぃゆら体操～

①

首の位置を整えます。

②

下あごだけ
前後にゆらゆら。

③

下あごだけ
左右にゆらゆら。

④顎関節あたりに
そっと触れて、
呼吸します。

ほうれい線とマリオネットラインをコントロールする

「老けたな」と感じるお顔の見た目問題に、ほうれい線とマリオネットラインがあります。これも、結局のところ「お顔の筋肉と皮膚との関係」を理解することで解消できるものです。

理解できることは、コントロールできます。人間関係でもそうですが、相手を理解しないまま強引になにかをしようとしても、ケンカになったり関係がこじれたりするものですよね。あなたと身体の関係だって同じことなのです。

「ここにいるよ」という目の前の自分の身体を理解する前から、強引にゴリゴリと揉んだり引っ張ったりすると、身体が嫌がるのでお控えください。身体があなたを訴えるなんてことはありませんが、**現代人の多くが、気づかないままに自分の身体**

に対してパワハラしている昨今ですので、どうぞお気をつけて。セルフブラック上司からの卒業、ですね。

STEP3を通じてお話ししてきているとおり、お顔の筋肉と首の筋肉の緊張をやわらげることが、お顔や首のたるみやシワを解消することにつながります。ということは、ほうれい線やマリオネットラインも然り、です。

チェック2 **自撮りで首とフェイスラインをチェックしよう**（77ページ）で撮った画像を確認してみましょう。上向きになっているとき、ほうれい線もマリオネットラインも、ほかのときより薄くないでしょうか。

やや上向きの頭の位置は、首の負担を減らすものでした。毎日の生活の中で、特別なマッサージや顔面体操をしなくても、頭の位置を整えて、首の負担を軽くしてあげることが、お顔のお悩みにも効いてくるのです。

1日1分、自分に必要なケアで身体を整えよう

ここまで、「首の負担を減らすこと」&「首の負担を減らすとついてくるうれしいオマケ」を紹介してきました。

これらはぜんぶ、特別な場所も時間も必要なく、日常のクセにしていくことができるものです。

本書のタイトルは「1日1分で身体が整う」であり、1分でできるワークをご紹介していますが、ワークをいくつか組み合わせてみても、そのときのご自身に必要なケアは1分もあれば足りるものです（むしろ、秒でもいいくらいです）。

慣れてしまえば、歩きながらでも、電車待ちのホームでも、ちょっとした行列に並んでいるときにでも、できるようになります。これを、**日常の中で「クセ」にしてしまえばいいのです。**

◆土台をつくる
①腕の重さを感じる――腕1本は約3キロある！
②腕の重さを減らす――肩こり解消にもお役立ち。
③大胸筋を開く――無理に背筋は伸ばさなくていい。

◆頭を整える
①頭を上下にゆっくり動かす――頭の重さを感じる。
②首の負担を感じない位置を見つける――首の後ろのこりがなくなる。
③その位置の目線を覚えておく――いつでも快適な首をつくることができる。

◆お顔のいろいろを整える
①フェイスラインを整える――首のたるみとシワから整える。
②食いしばりをなくす――首を整えて、下あごを前後左右にゆらす。
③ほうれい線とマリオネットラインのコントロール――上を向けばＯＫ！

Column

枕とシャワーと首のシワ

「寝る子は育つ」といいますが、うれしくないことに**首のシワも睡眠中にも育ってしまいます。その原因になるのが、枕です。**

高い枕（価格ではないほうの「高さ」です）を使っている方は、寝ているときに「下を向いている」のと同じ状態になっています。下を向いていたら、首のシワはできやすくなりますよね。今すぐ、枕をチェックしてみてください。もし高かったら、今日から調整しましょう。

わざわざ新しい枕を買わなくても、枕の代わりにバスタオルを使えばＯＫです。くるくると巻いたり畳んだりしながら、立っているときに首の負担を感じない頭の位置（88ページ）と同じくらいになる条件（＝首とお布団の間をタオルで補う）を、バスタオルでつくりましょう。今日からそれが、あなたの枕です。

身体の状態は毎日変わるので、バスタオルも毎日たたみ方や巻き方を調整してあげるとグッドです。**高さも価格も「高い枕」はいらない**ということです。（枕屋さん、ごめんなさい。）

シャワーで髪を洗っているときに下を向いている人も、いつも下を向いていれば、積み重ねで首のシワが育ってしまいます。ちょっとしたことなのですが、気にしておくといいですね。

「上を向いてシャワーを浴びるなんて、なんだかカッコつけてる芸能人みたいで、嫌だわー」なんて思った方。安心してください。誰も見てませんから。むしろ思いっきりカッコつけて、シャワーを浴びてみてはいかがでしょう。

ふと、こんな話をお客さまとしていたら、「腕を上げるとだるいから、頭を下向きにしてシャンプーするんですよね」とおっしゃいました。

おぉ、なるほど！　であれば、上向きシャワーは、首だけでなく肩の動きにもよいではないですか。

普段、どれくらい下を向いている時間があるのか、そして日常生活の中でどれくらい上を向くチャンスがあるのか、観察してみるとおもしろいですね。

STEP 4

わかればカワル

首が整えば心地よく呼吸でき、心にも余裕が生まれる

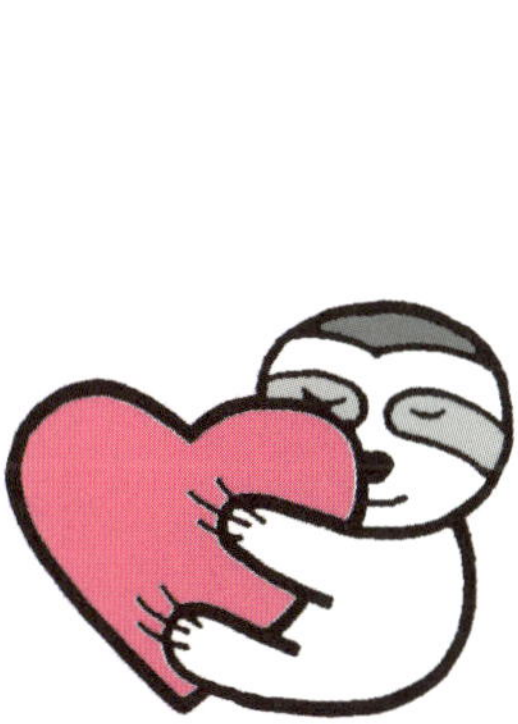

首を通っているものはこんなにたくさんある

首の中を通っているものについて考えたことはありますか。
あらためて考えてみると、びっくりするくらいたくさんあって、「首ってすごい！」と思わずにはいられません。

首の中を通っているもの（首にあるもの）をピックアップしてみましょう。
気管、**食道**、**甲状腺**、**副甲状腺**、**声帯**、**頸椎**、**神経系統**、**頸動脈**、**頸静脈**、**各種筋肉**、そしてもちろん、**呼吸した空気**が通りますし、**声**が通るともいえます。

ね、すごくないですか。

「首」という部分がないと、呼吸ができない、声も出せない、ご飯も食べられない、身体を整えるホルモンも出ない、神経系統の伝達もできない、脳に血液を送れない。

つまり、**首がないと生きていることが難しくなるわけです。**

首を通っているもの

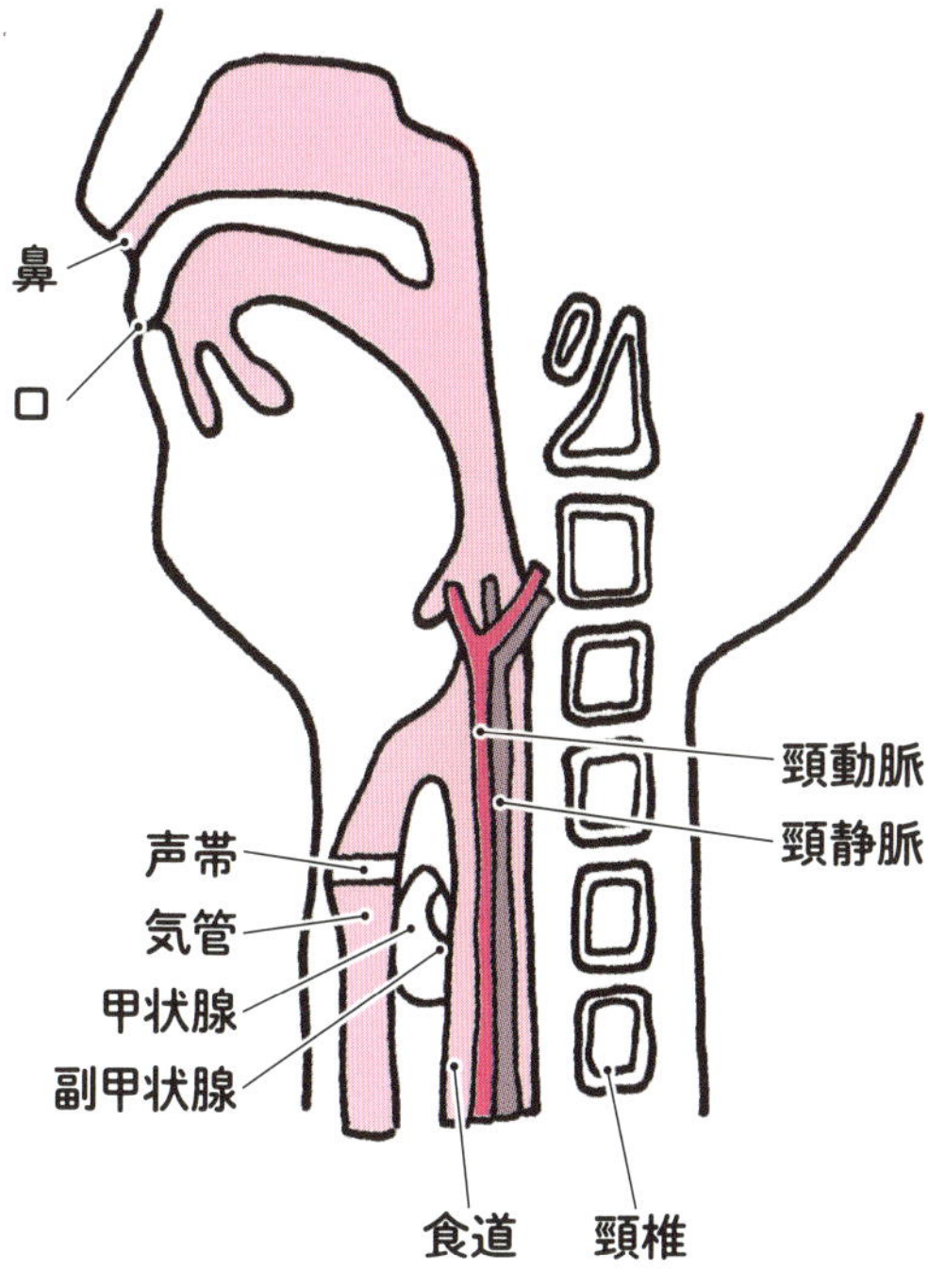

けれども、首が脚光を浴びるのは、「首が痛い」「首が回らない」「喉が痛い」といったときだけで、身体のほかの部分に比べ、**日常的にあまりケアしてもらえません。**ケアどころか、ほぼ毎日、酷使されているわけです。（あぁ無情。）

STEP2「首の土台をつくろう」で**【ワーク2〜4】**（57〜61ページ）を行いましたが、そのとき、呼吸も楽になっていくのが感じられたでしょうか。

もしかしたら呼吸を意識できなかったかもしれないので、次のことを意識して、もう一度、同じワークをしてみてください。

＊呼吸のしやすさに、変化はありましたか？
＊食事の飲み込みやすさに、変化はありましたか？
＊声の出しやすさに、変化はありましたか？
＊気持ちの変化は、ありましたか？

この4つは、首のセルフケアを実践している人がよく感じている変化です。

頭の位置が変わって、首の位置が整うと、**喉を通る空気の摩擦が減ります。**

そして、食べたものが喉を通るときの摩擦が減ります。

さらに、声がすんなり出るようになり、姿勢が変わることで筋肉が使いやすくなり、声の質まで変化するのです。

オマケに、目線が上を向くことで、くよくよ落ち込んだり、マイナス思考に陥ることが減ります。


「首」というパーツに、これだけのカラクリがあるなんて！　人間の身体本来の形が本当にすごいと思うところであり、現代人はどれだけ無駄づかいと損をしているんだろうかと悲しくなるところでもあります。しかしながら、ちょっと気をつければよくなるので、**「可能性しかない！」**と思うところなのです。

今日から「これでもか」というくらい、首を愛でてリスペクトしていきましょう。

浅い呼吸が老けを早める

現代人は、それはもう見事といっていいくらい、**呼吸の浅い人が多い**です。特に、都会に暮らす人たちの呼吸の浅さは由々しき事態です。

なぜ浅くなっているか、原因を考えるといくつか出てきます。

【原因①】都会の空気はおいしくないから身体が吸いたがらない。
【原因②】身体が固まっていて、呼吸に使う筋肉をうまく使えていない。
【原因③】腹式呼吸を理解しないまま取り入れていて、結局浅くなっている。
【原因④】空気が入る「肺」がイメージできていない。
【原因⑤】無意識にスマホやパソコンの画面に集中しすぎて、呼吸が止まっている。

あなたに当てはまるものはありますか？

呼吸が浅いということは、身体に必要な酸素が不足するということでもあります。簡単にいうと「万年酸欠」の状態ですね。

酸欠の血液では、身体に必要な栄養を届けることができなくなってしまいます。さらに、体内の不用品の回収も思うようにいかなくなります。**老廃物が溜まる**状態を自分でつくってしまうのです。

ここまで読んで、**「それは老けるよね」**と思っていただければ本望です。「首を整えて呼吸を理解する」ことは、心地よい呼吸、若々しさをつくる呼吸の近道なのです。

さらに言えば、呼吸をコントロールする筋肉が意識的に使えるようになるので、呼吸を理解すれば、つらい筋トレは不要になります。

私は大の筋トレ嫌いなのですが、首を整え、呼吸法を知って実践していたところ、気がついたら腹筋が割れていました。（本当の話です。）呼吸って、しっかりやれば腹筋が割れるくらい筋肉を使うものなのです。

ということで、呼吸がとても大切だということがおわかりいただけたと思いますので、【原因①〜⑤】の、それぞれの**浅い呼吸を解決する方法**を考えていきましょう。

【原因①】都会の空気はおいしくないから身体が吸いたがらない。

海や山などの大自然の中で、無意識に両手を広げながら思いっきり空気を吸ったことはありますか？

「そういえば、最近、自然がいっぱいの場所に行ってないなあ」と思うなら、それがあなたの呼吸を浅くしている原因の1つだとわかりますね。

都会に住んでいると、どうしても自然に触れることが少なくなります。観葉植物を自宅に置いたり、意識的に大きな樹のそばに行ったりして呼吸しましょう。たまには自然豊かな場所まで遠出するのもおすすめです。

それから、**胸を意識的に開いて呼吸することも大切です。それは、「大胸筋を開く」ことが大事だからです。**

「胸を広げて、思いっきり空気が吸いたい！」という身体からのご要望にどうぞ応えてあげてください。

【原因②】身体が固まっていて、呼吸に使う筋肉をうまく使えていない。

胸のまわりの筋肉が硬くなっていると、呼吸は浅くなります。

なぜかというと、肺は心臓のように自分で動くことのできない臓器なので、まわりの筋肉の助けが必要になるからです。

呼吸、特に吸うときに必要な主な筋肉は、**肋間筋**と**横隔膜**です。その肋間筋の上には**大胸筋**が存在します。

机に向かって仕事や勉強をする時間の長い人は、胸（大胸筋）が固まっていることがとても多いです。これは、**腕を上げることが少ない**のも影響しています。**腕を上げれば、胸が動くはずです。（はい、腕を上げてみましょう！）**

ＳＴＥＰ２「土台をつくる」で説明した【**ワーク２〜４**】（57〜61ページ）は、胸のまわりの筋肉を柔らかくすることにも有効ですから、毎日の生活の中に取り入れてみてください。

ワークの前後で呼吸を比べてみて、身体に「いいね！」を教えてあげましょう。

【原因③】腹式呼吸を理解しないまま取り入れていて、結局浅くなっている。

「腹式呼吸がわからなくて、呼吸が苦しくなっています」「腹式呼吸ができません」という相談を受けることがあります。

腹式呼吸は、きちんと理解して取り入れれば、身体にとてもよい呼吸法です。でも、きちんと理解していないために、「腹式呼吸」といわれると困ってしまう人も多いようです。

「腹式」という名前がついているのですが、そもそも「お腹に空気を入れる」という考えから修正しなければなりません。

ちょっと冷静に考えてみましょう。呼吸した空気が入るのはどこでしょうか。

呼吸した空気が入る場所は「肺」です。お腹ではありません。（「呑気症《どんきしょう》」という病気がありますが、それは置いておきます。）

肺に空気が入ると、横隔膜が下がります。空気が出るときには横隔膜が上がります。**横隔膜の動きをしっかり使うのが腹式呼吸**です。

それを知らずに、ただお腹をペコペコ動かすだけだと、呼吸との連動がちぐはぐになってしまいます。結果、呼吸が浅くなり、苦しくなるというわけです。

【原因④】空気が入る「肺」がイメージできていない。

呼吸した空気が入る場所は「肺」です。では、その「肺」の大きさはイメージできますか?

レントゲン写真を見たことが一度くらいはあると思います。

肺は大きく膨らむと、鎖骨の少し上から肋骨の一番下まであるんです。大きいでしょう? しかも、平面ではありません。つり鐘みたいな形をしていて、背中のほうにまで収まっています。

聞いたことがあるかもしれませんが、肺の中には「肺胞」という小さな粒が約3億個もあって、3億個を根気よくぜんぶ開いて並べると、**テニスコート半分くらいの広さ**になるんです。

すごくないですか？　これがあなたの身体に標準装備されているのです。そんな大きな肺に、空気が入らないわけがないじゃないですか！

具体的に大きな肺がイメージできたら、あとは肺の底のほうまで届くことをイメージして深く呼吸するだけですね。

【原因⑤】無意識にスマホやパソコンの画面に集中しすぎて、呼吸が止まっている。

自分では気づきにくいのが、スマホやパソコンの影響です。

スマホやパソコンの画面を集中しすぎた状態でじっと見ていると、呼吸するのを忘れていたりするんです。**呼吸していても、ものすごく浅くなります。**

歩きスマホが危険なのは、**過度な集中を生むから**という一面を考えればおわかりですよね。

私は、本を読みながら歩くことがあるのですが、本を読みながらの場合は、おもしろいことに、周囲の状況は把握できるんです。集中はしていても「過度」ではなく「適度」な集中なのです。

ところが、**歩きスマホの場合は、周囲が見えなくなって本当に危ないんです。**（歩きスマホは実験のみですので、お許しください。）

画面に集中しないといけないときは、呼吸が止まったり浅くなったりしないように、自分が呼吸をしているかをよく意識しましょう。

さてさて、大きな肺をイメージして、ゆっくり空気を吸ってみましょう。

バンザイすると、より大きく肺を膨らますことができて、心地よいです。

呼吸について、少しオマケのお話をしましょう。

「ため息」をつくことはありますか？「ため息をつくとシアワセが逃げる」みたいにいうことがありますね。

実はこれ、むしろ逆なんです。**ため息はシアワセを得るチャンスです。無意識にため息をついていたら、それは「空気が足りていません」という身体からのサインです。**呼吸が浅くなってどうしようもなくなったから、ため息が出るのです。

ため息が出たら、「あ、ごめん！」と思いながら深呼吸しましょう。きっと身体が大よろこびすること、間違いなしです。

声が老けていませんか？

呼吸とともに、首を通っていくもので、普段からコントロールしているものがあります。そう、「声」ですね。

声は年齢が出やすいものの1つです。ちいさいころ、普通に話すときより、電話で話すときにワントーン高くなるお母さんの声を不思議に思いませんでしたか？　女性の場合、無意識に声をコントロールして「若さ」を出しているのだと、以前、5歳児に叱られる番組で話題にしていました。

年齢を重ねれば、女性もだんだん声が低くなっていくのは自然のことです。原因としては、「声」をつくるための筋肉（口のまわり、舌、首のまわり、横隔膜など）の衰えが大きいのです。

でも、「声の老け」に筋肉がかかわっているということに気づいている人はあまりいません。（だからこそ、気づいて意識すれば、若々しい声を手に入れられますよ！）

年齢より老けて聞こえる声の特徴は、次のようなものがあります。

＊低い
＊小さい
＊枯れている

若々しい声を維持するための筋肉を考えるとき、「首」の位置をまず整えるのが順番としては効率的です。なぜって、「声帯」自体が首の中に格納されているわけですから。

首の位置が「心地よい位置」にあれば、自然と声も通りやすくなり、ワントーン高い明るい声、大きくはつらつとした声が出ます。

反対に、落ちそうな頭を支えている位置にある首では、声も通りにくいはずです。

声は、喉を通る空気そのものに振動が加わっているものですから、**呼吸しやすい首の環境**は、そのまま声にも影響します。

いろいろな首の角度で、声を出して試してみてください。おもしろいですよ。

呼吸と自律神経を首から整える

首の中を通るものがわかってくると、首を整えることが、どれだけ身体によい影響があるかがわかってきます。

前項で声がコントロールできることをお話ししましたが、114ページからの浅い呼吸を解消する方法から、**「呼吸もコントロールできる」**と気づいた方もいるのではないでしょうか。

実は、呼吸をコントロールすることには、**自律神経を整える**ポイントも隠れているのです。

「自律神経」という言葉は知っていても、それがどういうものなのか知らない人も多いかもしれません。

自律神経は、心臓を動かしたり、呼吸を無意識にさせたり、体温を調節したりと、あなたが生きるために必要な最低限の生命活動を自動操縦してくれています。

それをいちいち意識していると日常生活が成立しなくなるので、徹底的に無意識にしてくれているんです。あなたが寝ているあいだも、心臓は動いているし、呼吸も続いています。休むことなくかなりの激務をやってくれています。(身体には、本当に感謝しかないですね。)

自律神経が自動操縦してくれているものの中で、唯一**「呼吸」だけは、意識的にコントロールすることができます。**

少しくわしく説明しますと、自律神経は交感神経と副交感神経の二交代制です。交感神経は主に活動状態のときに、副交感神経は主にリラックス状態のときに、活発に働いてくれます。ポイントはどちらにしても「働いて」いるということ。だから二交代制なのです。

ところで、一般的に考えて、呼吸が浅くなるのはどんなときなのかを挙げてみましょう。

＊緊張しているとき
＊おびえているとき
＊怖いものに直面したとき
＊これから大きな闘いを控えているとき
＊超ワクワクしているとき

言い換えれば、すべて最初の「緊張しているとき」ということになります。

覚えておいてほしいのは、ワクワクしているなどの楽しみな状態でも、緊張があるのだということ。（というか、交感神経が活発であるということです。）心地よい緊張ではありますが、ちょっとしたストレスではあることも頭の片隅の引き出しに入れておいてください。

現代の日本では、多くの人が無意識のうちに緊張している状態になっています。

人間関係のストレスがあったり、イベントがたくさんある中で「交流」という名のもとに人に気をつかっていたり、ご近所さんとの関係に気を配ったり、ＳＮＳの評価を気にしてみたり、都会では当たり前のように光や音のストレスにさらされています。

あらゆるものが緊張を生み出し、緊張している状態が「ふつう」になってしまっていることに気がついていないのです。

緊張している時間が長ければ、呼吸が浅くなります。

そして、本来二交代制であるはずの交感神経と副交感神経の交代がうまくできず、交感神経ばかりが働きすぎのブラック企業状態になるのが、自律神経失調の状態です。

ということがわかれば、自分でできることがあると思いませんか？

本書のテーマの1つは、各STEPのタイトルにもあるとおり**「わかればカワル」**です。**理解できることはコントロールができます。**

身体のことで悩んだり困ったりするのは、たいてい「わからない」から変われずにもやもやする、というところ。

特に自律神経は「わからないもの」にされやすいです。

みんなが「わからない」と言ってるから、自分もわからないことにしておこう、なんて無意識に思っていませんか？

そこは、周囲に合わせる必要はないので、あなたは**「自律神経って、コントロールできるよね♪」**と思考をシフトさせてしまいましょう。

呼吸を使う自律神経のコントロールの作用は次のようなものです。

【吐く息（呼気）】——副交感神経を優位にする

副交感神経が優位になると身体はリラックスし、筋肉がゆるみ、循環がよくなります。自律神経系やホルモンの伝達に滞りが減り、全身が整いやすくなります。

【吸う息（吸気）】——交感神経を優位にする

交感神経は緊張、またはなにかに臨む姿勢をつくります。筋肉が収縮して硬くなり、そのままの状態でいると循環が滞りますが、やる気を出したり、「ここぞ」というときにはこの状態が必要です。

これを知ると、「そうか、リラックスのために、息を吐けばいいんだ！」と思うかもしれません。実際、リラックスしたいときには、ゆっくり息を吐くという、ちょっとした共通認識がありますよね。

吐く息と吸う息

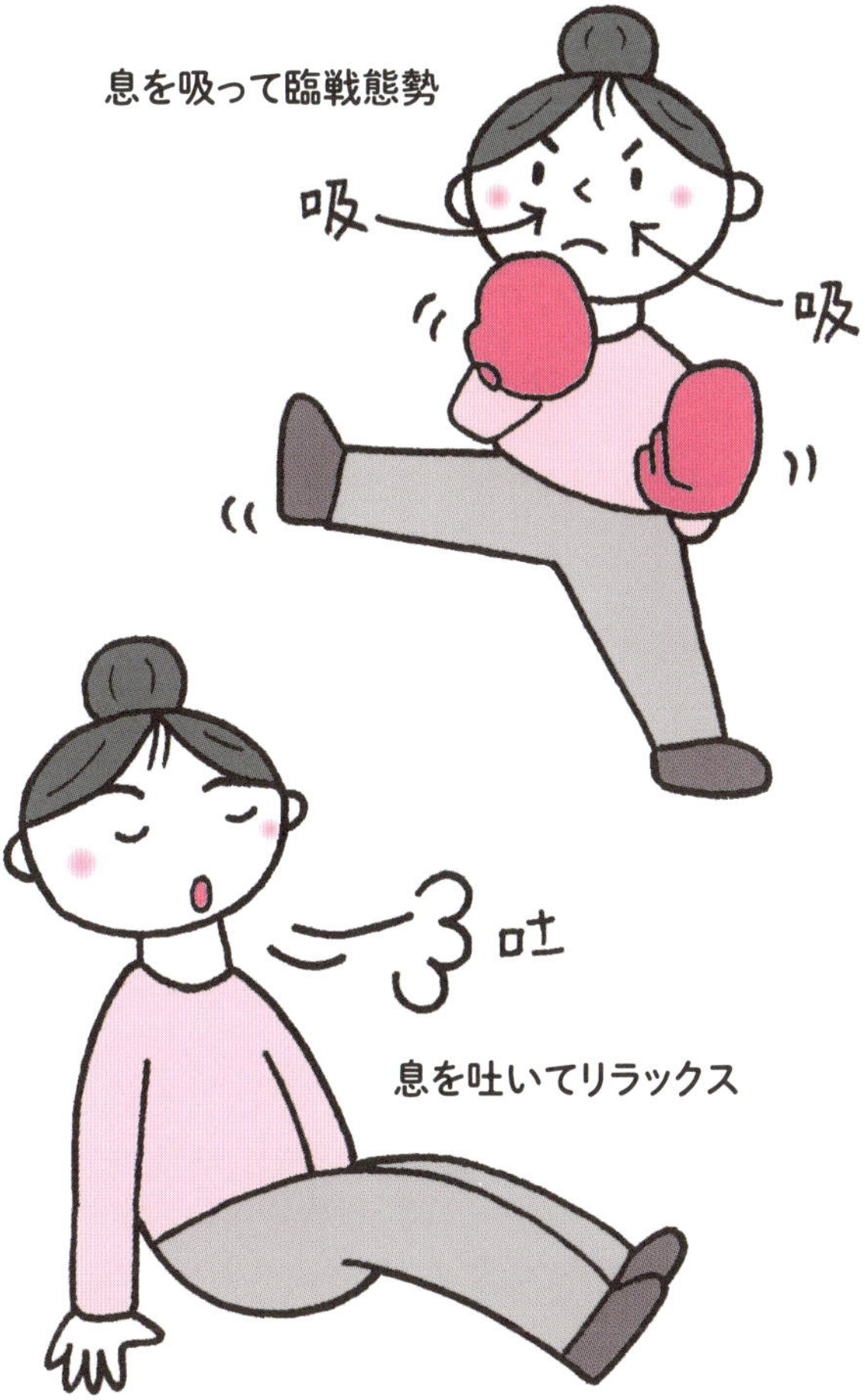
息を吸って臨戦態勢
吸
吸
吐
息を吐いてリラックス

ですが、呼吸の浅い人を見ていると、吐くこと以前に、どうにも**「吸う」のが下手になっている印象です。**「肺のイメージ」を知らないまま、身体の機能が十分に使えていないからですね。

「吐ききったら吸える！」とも言われますが、吐ききった後、しっかり吸えない人が多いので、結果、呼吸はどんどん浅くなっていく様子が見て取れます。

「吸う」も「吐く」も、どちらも大切だということを、どうぞお忘れなく。

その両方をコントロールする感覚は、自分の身体をコントロールするための一歩です。その入り口として、空気の通り道である首に**心地よい環境**をつくってあげることをおすすめします。

呼吸で土台を強化しよう

呼吸のことが少しずつ理解できたでしょうか。

ところで、STEP2で首の土台をつくりましたね（56ページ）。さあ、今すぐ思い出して、土台をつくってみましょう。

土台ができたら、さらに強化して（というか安定させて）、ちょっとやそっとじゃ土台が崩れないようにしましょう。

土台を強化するのに活躍するのが、呼吸です。

呼吸は意識してコントロールすることもできるとお話ししましたが、ほとんどの時間は無意識に行っています。**この「無意識のときの呼吸」を味方につけられたら、ものすごいことになりそうじゃないですか。**

土台を強化するのは簡単です。STEP2「首の土台をつくろう」の**【ワーク4】**（58ページ）にある呼吸の部分を、**肺をイメージしてゆっくりと吸うだけ。**

特に土台をつくるときには、**大胸筋の筋肉を柔らかく膨らませるイメージ**がベストです。

ゆっくり吸って、胸の空間を広げたら、これまたゆっくりと吐きながらゆるめていきます。ゆっくりながらですが、緩急をつけるとでも言いましょうか。

そして少しずつそのイメージを、**肩まわりの筋肉にまで届けてあげる**と、首がストンと落ち着ける土台ができあがります。

土台をつくる呼吸をするときには、**「脇の呼吸」**も試してみてください。次ページのイラストのように、両手を脇に当てて、それを横に押し返すようにして呼吸をします。

STEP 4 わかればカワル
首が整えば心地よく呼吸でき、心にも余裕が生まれる

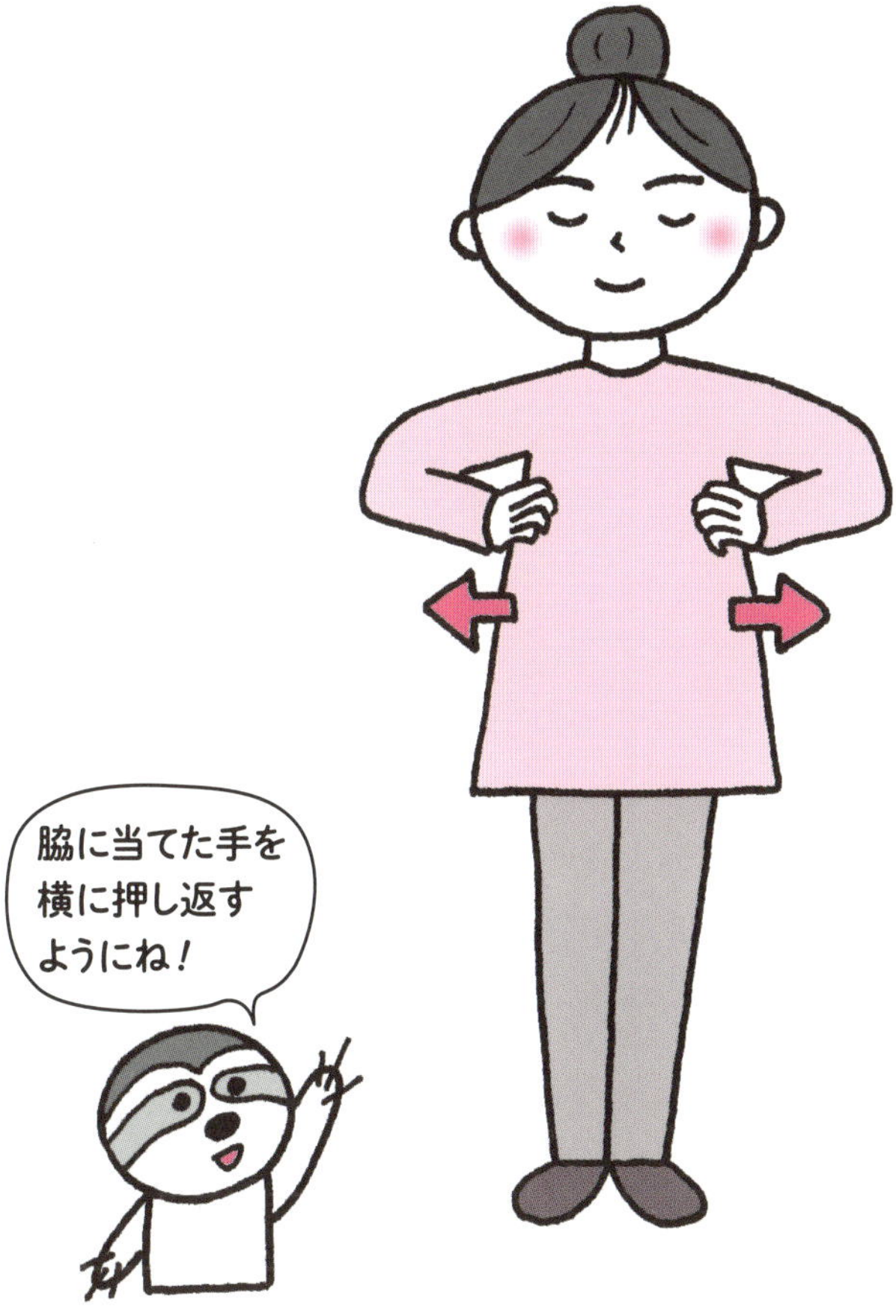

胸を横に広げるイメージで呼吸したことがなければ、最初は少ししか動かないかもしれません。でも、肺はそんなふうにも動けます。というか、動いているので、意識的にやってあげましょう。

そうすると、肋骨と一緒に、大胸筋や肩甲骨のまわりの筋肉も動くようになります。これもまた、土台を整えるのに役に立ちます。

慣れてくると、手を脇に当てなくても、胸を横に広げられるようになります。

肩や背中まで楽になるのを、身体で感じてみてくださいね。

呼吸だけですから、いつでもどこでもできます。「無意識のときの呼吸」でもそうなるように、**どんどん「クセ」にしていきましょう。**

「呼吸する首」を意識すれば、どんどん若返る！

ここまで読んできたら、**首の心地よい位置**や**呼吸**にかなり意識が向くようになっているのではないでしょうか。そうなってくると、もうなにも難しいことはありません。直接「首」に呼吸をさせてあげましょう。

「ちょっとちょっと。呼吸で空気が入るのは肺だって言ったじゃないの！」と、突っ込んでくださった方、ありがとうございます。ご理解いただいてうれしいです。肺に空気が入るのは基本中の基本。基本をしっかりわかってくださったので、次の段階に進みましょう。

次の段階は、**「肺に入った空気（酸素）は血液に乗って全身をめぐる」**という、これまた小学校の理科で習うくらいのことです。

血液がめぐると酸素をもらった筋肉がよろこびます。そのイメージは、筋肉がある全身のどこにでも使えますが、せっかくですから首にフォーカスしてみましょう。

ここで、首にある筋肉を見ておきましょう。筋肉は首にもたくさんあるのですが、主なものだけ3つご紹介しましょう。覚える必要はありません。ただ、イメージするために見ておいてくださいね。

首にある主な筋肉

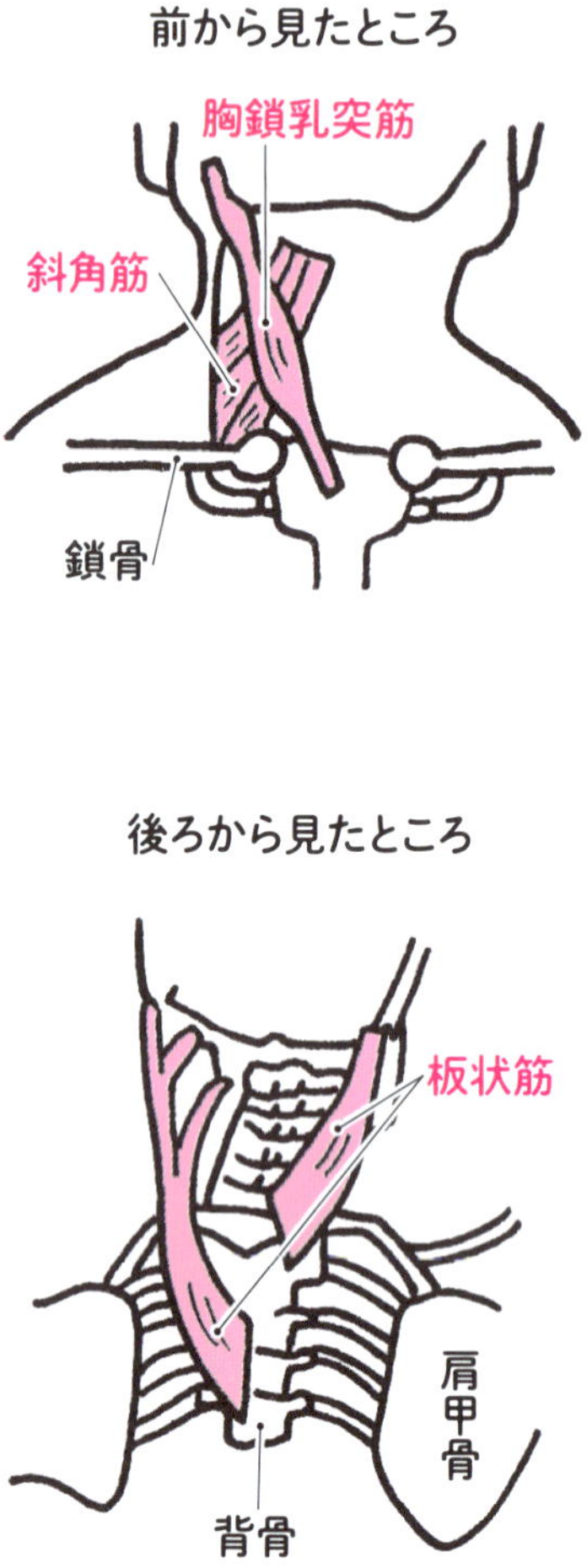

これらの筋肉が、呼吸している感覚があると素敵です。あなたが呼吸するたびに、首もよろこんで呼吸をします。首のまわりの筋肉も大よろこびです。
たまにやさしく首に触れてあげましょう。触れるときは**「血管がつぶれないくらいにやさしく」**です。血管がつぶれるような強さで触っては、循環が止まってしまいますからね。**身体にはやさしく触れることが原則**です。

慣れてきたら、ちょっとこだわって筋肉に触れてあげるのもいいでしょう。「胸鎖乳突筋《きょうさにゅうとっきん》」という、頭と鎖骨をつなぐ筋肉があります（前ページ参照）。この端っこあたりにそっと触れながら呼吸します。どんどん、首に呼吸させてあげます。

ね、気持ちいいでしょう？
そして、自然に頭の位置も「心地よい位置」に行きたがる感覚になっていきます。
この筋肉と呼吸の方法は、どんな筋肉にも使えます。

Column

心の老けを阻止しよう！ ～上を向いて歩こう～

「老け」というのは諦めたり、ネガティブになった状態からどんどん進んでしまうと私は思います。

お天気のよい日に青空を見上げたり、きれいな星空を見上げたり。一日のどこかで空を見上げていますか？

『上を向いて歩こう』は世界的にヒットした曲のタイトルですが、この言葉は健やかに生きるための智慧《ちえ》でもあると私は思います。**上を向いて歩くことができれば、「老け」とも無縁になっていきます。**

試しに、すごーくマイナス思考なことを、上を向いて言ってみてください。言えなくないですか？　言おうすると、なぜか思わず笑ってしまいませんか？

これは脳科学的にも実証されていて、**上を向いているとネガティブにはなれず、反対に、下を向いているとポジティブになりにくいのです。**

首のケアをしながら、頭の位置を整えることと、心地よさを知ることは、心の在《あ》りようとも、密な関係があるんですね。

すっと伸びた美しい首も、そこから生まれる颯爽《さっそう》とした姿勢も、「生き方そのもの」がカッコよく見える仕掛けにもなります。

素敵に年齢を重ねている方の首を観察してみるのもよいでしょう。首の位置があなたの未来に、1ミリ単位で影響しているかもしれないと思うと、なかなかワクワクしませんか？

さあ、上を向いて歩きましょう！

STEP 5

わかればカワル

整った首と老けない身体のカンケイ

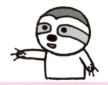

整った首をクセにする

突然ですが、質問です。

セルフケアが続かない理由って、なんだと思いますか？

時間がない、場所がない、実感がない、といった理由がベスト3でしょうか。

でも、それは「言い訳」という名の「免罪符」だと思うのです。

自分の身体を「変えたい」「なんとかしたい」と思ったり言ったりしている人は多いようですが、その実、「そこまで解決しなければならない」と思っていなかったりもします。あなたにもきっと経験があるのではないでしょうか。（もちろん、私にも経験があります。）

セルフケアって、本当に面倒くさいです。時間も場所も、そうそう取れないくらいに、私たちにはやることがたくさんあるんですから！

だからこそ、**時間も場所も関係なく「クセ」にできる**「ちぃゆら体操」を考えるに至りました。

私たちは、身体があることが「当たり前」だと思っています。五体満足な人なら身体は当たり前に動くし、そこそこいい状態で存在してくれています。

それが、ケガや病気などで、動けるのが当たり前でなくなったときには、悲しくなったり怒りたくなったりします。

身体を1つの人格としてとらえると、とんでもないパワハラをしていると思うのです。

そして、**「当たり前」が毎日ズレている**ことに気がつかずにいます。

例えば、あなたがストレートネックや万年肩こりだったとして、そんな**「ちょっとした不調」を抱えている状態が、いつの間にか「当たり前」になってはいないでしょうか。**

そうであるなら、その「ちょっとした不調」が当たり前になったのは、いつごろからですか？

そして、首をゴキゴキしたり、腕をぐるんぐるんするのが、「クセ」になっていたりしませんか？

その状態、ちぃゆら体操的には、めちゃくちゃいいです。そのまま、「クセ」を変えればいいだけですし、**今のクセが「ケアのスイッチ」になるからです。**

首をゴキゴキする代わりに、頭の重さをチェックし、首をちいさくゆっくり動かすワーク（88ページ）をしてみましょう。腕をぐるんぐるん回す代わりに、肩を上下にゆらして大胸筋を開くワーク（58ページ）をしてみましょう。

既にクセがあるあなたは、スイッチをお見逃しなく。首をゴキゴキしそうになったら「心地よい」を探しましょう。腕をぐるんぐるんしそうになったら、「ゆらす」に変えましょう。

「あ」と思ったら切り替えて、**新しいクセに置き換える**――それだけです。

あなたの「当たり前」が今までのあなたの身体にダメージを積み重ねる元になっていた可能性があるからこそ、**今が変え時**ですね。

「当たり前」とか「常識」って結構クセモノです。あなたの「常識」は、どこからやってきたものですか？

おそらく、多くの方の常識は、「世間がこう言っているから」という、数の暴力で成立しているもののはずです。

プロレスラーの故・アントニオ猪木さんが議員をしていたとき、国会で放った言葉をご紹介します。

「猪木の常識、世間の非常識」

こう思うことが私は素晴らしいと思いました。こういう感覚を忘れないようにと、よくこの言葉をつぶやいています。そして、身体においてはこれと逆のことが起こっていることがよくあります。

世間の常識は、あなたの非常識。

だから、今まで、納得いかないことが多かったのではないでしょうか。「当たり前」や「常識」がとても不確実なものであるということ、そこにとらわれることが身体の不調の原因になっている可能性があるという視点を、どうぞお忘れなく。

心地よくても、その状態を固めてはいけない

「ケアをクセにする」というのが、首のセルフケアや、私がお伝えしている「ちぃゆら体操」の最大のテーマです。

「クセにする」というのは「習慣化する」ことと似たようなものですが、無意識に行うという意味合いを込めて、そのように言っています。

クセにすれば場所と時間を取りませんし、だんだんと無意識になっていって、いつでも自分の「心地よい状態」に戻れるようになります。

そうしたら、自分の時間がもっと快適になりますし、意欲的にもなれます。**心地よい状態に戻すのをクセにするのは、コスパ最強なのです。**

大丈夫、だれでもクセにできます。だって、朝起きたら服を着替えることも、食

事をしたら歯磨きをすることも、できるようになりましたよね。それと同じです。

ただし、**クセにした心地よい状態を「固めてしまう」のは違う**というお話を、もう一度しておきましょう。

勉強熱心なお客さまからよく聞かれる質問があります。

「〇〇しているときに、首を心地よい位置に置いたままにできないんです!」

そのお気持ち、よーくわかります。せっかく心地よい感覚をつかんだのだから、「よーし、ずっとこのままでいるぞ~」と、つい思ってしまうものですよね。

けれども、それは「状態を固めてしまう」思考なのです。

前にも書きましたが、「どれくらいもちますか」というのと一緒です。もたないですし、**身体は毎秒変わります。**

身体が変わる前提で、**「自分でできることの引き出しを増やしておこう」「いつでも心地よい状態を思い出せるようになろう」**というのが私からの提案です。

例えば、こんなことがあります。

・本に夢中になっていたら、猫背になっていた。
・子どもと遊ぶときは頭がやっぱりぶら下がってしまう。
・重いものを運ぶときは反り腰になってしまう。

ほらね。身体はちゃんと、状況に応じて変わっているんです。だから、**その時は「そのこと」に集中したらいい**んです。

本を読むのも、子どもと遊ぶのも、重いものを運ぶのも、まず「そのこと」に集中してください。それが終わっていつもの状態に戻ってきたときに、また身体とお話ししながら**心地よい状態を思い出せばいい**のです。

人間関係に例えてみましょう。

あなたがほかのことに取り組んでいるときに、「ねぇねぇ、これ見て！」とかまってほしいと主張されたり、四六時中まとわりつかれたりしたらどうでしょう？（ちいさいお子さまがいらっしゃる方、おつかれさまです。）

「後でちゃんと見るから、待っててね」と言いますよね。

幸い、身体はそんなふうにまとわりついてくることはありません。ちいさい子どもみたいに、ぐるぐるパンチで泣きながら向かってくることもありません。ただじっと、あなたが次に身体に目を向けてくれるのを待っています。

だから、「目を向ける」というか、**身体にお返事をしてあげるクセをつけていきましょう。**（できれば、早めにお返事してあげるのがおすすめです。）

美知識を高めよう

「わかればカワル」というのは美意識の高い人を見ていると、「あぁ、そういうことだよね」と感じます。

美意識の高い人は、素敵な方が多いです。姿カタチだけではなくて、向上心とかそういうものも含めてです。

そして、美意識の高い人は「美知識」がとても豊富です。お話を聞いていると、次から次へとその方の美にまつわる知識があふれてくるのです。知識がなければ意識はできないので当然なのですが、ここの、知識と意識の関係は、見落とされがちです。

世の中にあふれている情報は、どうしても「手軽」「簡単」「これだけ」というものが多く、その本質まで届かないものがほとんどです。

一瞬なら「これだけ」でいいのかもしれませんが、その状態を「続けたい」「もっとよくしたい」と思っているなら、それでは足りません。

だったら、「これだけ」という言葉を鵜《う》呑《の》みにせず、そこからあなたの「知識」を深めてあげましょう。

そうすれば、先の結果がものすごく変わります。**知識を深めようとすることは、あなたの身体をよくしていく小さな一歩につながります。**

小さな一歩を丁寧に踏み出すこと――「美知識」はそういうものだと考えています。

以前所属していた劇団で公演の準備をしていたときに、舞台監督さんから聞いたお話を、今でも物事を考えるときによく思い出します。

小道具のほうが大道具より繊細に見えるでしょ？
実は、繊細で丁寧にやらなければならないのは大道具のほう。
最初に1ミリのズレがあると、小道具ならそうでもないけど、
大きな道具になるほどできあがりでものすごく大きなズレになる。
大きなものほど繊細なんだよ。

20年経っても活きている**「1ミリの智慧」**です。

これがまた、大道具を身体に置き換えて考えると、実にしっくりくるんです。

首が1ミリ、ズレるだけで、頭の位置がズレる。それをさらに腰まわりで調整して……となると、全身ズレズレになっていく。

そういう不調だらけなわけです。（知らないって、こわーい！）


肌への摩擦も良い例です。マッサージのつもりでおこなうようなほんの少しの摩

擦は、そのときは気持ちいいかもしれませんが、続けることで皮膚がだんだん硬くなったり、色素が沈着したりと、うれしくない影響が出てきてしまいます。摩擦という繊細さを欠いた行動の結果ということになりますね。

知識は繊細さのモトになります。「美知識」を高めましょう！

自分の身体をコントロールできるのは自分だけ

これも考え方をサポートするものなのでお伝えしておきます。病院を「病気を治す」場所だと思っている人、多くないですか？

それは、「病院はあなたの身体をコントロールできる」と思っているということです。

つまり、無意識に、自分の身体のことを自分で考えるのをやめているということだったりもします。

病院の本質は、「身体が病気を治しやすい方向に向かうためのサポートをする」場所です。

ここまで読んできたあなたは、首の位置や感覚を頼りにして、頭の位置や胸を開くこと、呼吸をコントロールすることを**「自分でできる」**ことがわかっています。

そして、あなたができるようになったことは、「外側」からできることではないのです。

自分の身体を「本当に」コントロールできるのは、自分だけです。知識がなくてできない部分、わからない部分をサポートして「できる」ように持っていくのが専門家の仕事だと私は思っています。

医療機関に勤めていたときに見てきた中で、「こんなに短期間でここまで回復するの？」という方が時々おられました。そういう方はたいていご自身で「ここまでに治す！」と決めているんですね。そう、自分で「治す！」と決めて、コントロールしているのです。

そのためになにをしたらいいかをたくさん尋ねたり調べたりして、知識を得ることも楽しんでいました。

自分の身体は自分でコントロールできます。自分の身体を感じることができるのは、あなた自身しかいないからです。

「首」の感覚を、遊びながら、ちょっとした知識も取り入れながら、「自分でできる」という自信も一緒に育てていきましょう。

本来、美しさはにじみ出てくるもの

「若見せをする必要はない」という言葉が、ここまで読んできてくださった方の頭の中にするっと入っていくのではないでしょうか。

2022年、「老化は病気である」という見解がWHO（世界保健機関）で認められるか、というところまでいきました。結果は見送りとなったのですが、もはや「老化は病気である」とまで言われる時代になっているのです。

であれば、病気じゃない状態であればいいわけです。無理に若く見せる必要などありません。

自分の身体を自分のパートナーとして、愛でて、慈しみ、労《いた》わるほど、その身体

と一緒に世界を楽しんでいればいるほど、なにより、その身体を使って行動していればいるほど、勝手に若く見られるようになります。

「老化という病気にはならない」とでも言いましょうか。

大好きなお客さまのおひとりがサロンを訪ねて来たときにおっしゃった、忘れられないお言葉があります。

「私ね、120歳まで生きるの。だから、今からできることをもっと知りたいの！」

そのお客さまは70代。もう素敵すぎて、しょっちゅう引用させていただいています。身体はいつからでも変われる、ケアできると信じておられる、なにより、ご自身の身体を信じておられる言葉ですから、それがまた、うれしくてしかたがなかったのです。

私のお客さまは50～70代の女性が多いのですが、彼女たちはみな夢や目標を持ち、人生の役割を通してもっと輝き続けたいという想いがあるので、身体にもしっかりと目を向けています。

年齢を聞くと本当にびっくりします。そして、**特別なことをやっているわけではなく**、強いて言えば**「前を向いている」**だけなんです。だからこそ、**いい意味でとても欲張りです。**自分の身体に対して欲張りになるのは、とても素敵な感性だと私は思います。

がんばって若く見せても、どこかで限界があります。若く見せることそのものが、目的になってしまうとそうなるのでしょう。本来、**美しさというものは、勝手ににじみ出てくるもの**で、それは**「自分をイキイキさせるために、自分を大切にする」**という感覚を持っている方に顕著だと感じる今日このごろです。

何歳になっても「美しい」はつくれる

今日から、いえ、今から、あなたの頭から消してほしい言葉があります。それは**「年のせい」という言葉。**

この言葉は、あなたが**あなたの身体に向ける意識を消してしまいます。あなた自身を否定する言葉でもある**ので、そこで思考を止めてしまいます。

人間の細胞は死ぬまで新しく生まれ変わり続けます。そして、「知識」を「意識」に変えていくことで、その細胞たちがより活発に活躍の場を得ることになります。

誤解しないでいただきたいのですが、**「美しい」はつくれる**といっても、人工的に手を加えるということではありません。**毎日の生活の中で、自分が身体にしてあげ**

られる、ほんの少しのことを続けていく、その積み重ねが大きな違いになるということなのです。

「首」というほんの15センチくらいのパーツが、どれだけの役割を持ち、可能性を秘めているか少しでも感じていただけたらうれしく思います。

そして、毎日頭の位置をチェックしながら**「首が楽かも」**と感じていただけたら、その感覚をどうか大切にしてください。

それが、あなたの身体の声であり、**その繰り返しとイメージが、あなたの「美しい」と「健やか」をこの先もつくり、支え続けます。**

メディアや広告でも同じことが言われます。化粧品や美容液を使って、「何歳になっても美しくいられる」と。

そこから、もう一歩も二歩も、先を行きましょう。身体そのもの、細胞そのものの「美しい」をつくることができるのは、あなたの身体が持っている力にほかなりません。

呼吸と循環で身体の流れをつくる。

健やかさは、ここにすべて集約されます。このキーワードを発動させるために、まずは「首」の美しさを手に入れてみてくださいね。

あなたの健やかさと、そして美しさを、いつでも応援しています。

おわりに——美しい首は好きですか？

最後まで読んでくださり、ありがとうございます。「首」というピンポイントなパーツにフォーカスするところから始めた本書ですが、首だけでなく、あなたの日常の中でお役に立てるものを組み込んでみました。

首というのは、ご存じのとおり、とてもデリケートな部分です。ちょっと怖いですが「頸椎損傷」という状態になれば、自分で動くこともできなくなってしまいます。だからでしょうか。整体でも、腰や肩にくらべて「首」に言及することが少ないように思います。できるだけ、触れない場所ということでしょうか。

だからこそ、セルフケアが活きる場所なのです。

私は整体師ではありますが、私が施術するよりも、**「自分でできることをお渡しする」ことを大切にしています。**施術する60分より、あなたが日常で過ごす時間のほうが長いことは明らかだからです。

だから、「毎日〇分セルフケアをしてね」と言うのにも違和感がありました。そんな時間が取れるなら、身体がつらい状態になっていないはずだと思うからです。それゆえ、「何分やったらいいですか?」と聞かれたときには、**「1回で5分やるよりも、30秒を10回やってくださいね」**とお伝えします。クセにするレベルで取り入れることが何より身体に効くからです。

ありがたいことに、医療の現場での経験とそこで得た疑問に加え、尊敬できる師匠たちに出会ったことで、なにを伝えることで一番シンプルに、日常の中で役に立つことができるかがだんだんとハッキリしてきました。

それは、本書の中にも書いてきた次の3つのことです。

1つめは、**「知ること（知識を得ること）」**と**「意識すること」。**「知ること」には、忘れていることを思い出すことも含まれます。知識があることは自分でコントロールすることができます。反対に、理解できないことはコントロールできません。

2つめは、**「人間は動物である」ということ。**気づかずにいる方のほうが多いと思いますが、便利さと引き換えに、動くことが標準ではなくなってしまったのが現代です。だからこそ、運動とかスポーツとかではなく、日常の「動き方」そのものから見直し、意識的に身体に覚えてもらう（思い出してもらう）ことが、これ以上なく身体には「効く」のです。

そして3つめは、**24時間365日、「重力」の影響を受けているということ。**重力の影響があるから、地球上で動くことができます。そして身体は「頭」や「腕」というものの「重さ」を自動調整してくれています。その自動調整が、本来身体の在りたい状態ではなく積み重なった結果、「痛み」や「不調」となってあらわれます。

2つめと3つめは当たり前すぎて、意識しづらいことですが、地球に存在している以上、**「だれにでも当てはまる絶対の領域」**であり、**「だれにでも応用の効くケア」**

として提案することができるのです。

そして、この３つのシンプルなことが「効く」一番わかりやすい部位が「首」でした。

私は美しい首が好きです。女性でも男性でも、首をすっと伸ばして美しく保っている人は、物理的な姿勢のみならず、生き方がカッコいい人が多いように思えます。

そしてなにより「人間」の首と頭の関係のアンバランスさが、造形としても好きなんですね。なんかヘンだと思いながら、ものすごい愛嬌を感じるのです。

進化の過程で、うっかり頭を持ち上げてしまった人類。頭と首との絶妙なバランスと可動域を、細胞たちがものすごく話し合った結果で、人間の造形が決まったのでしょうけれど、この首の細さと長さと、頭の重さのアンバランスさといったら！

人間の身体は、神様がつくった「ものすごいもの」です。

この言葉も師匠との会話の中で出てきた言葉ですが、もう、正にそのとおり！

「五体満足」という言葉を使うとき、五体を頭・両手・両足とした場合に、腕を切断しても、足を切断しても死なないけれど、首を切断したら死ぬわけで。どうにも特別感が半端ないのです。

そんなふうにいろいろと考えると、重くて大切な頭を健気《けなげ》に支えてくれている首が、どうにも愛おしくなります。

もちろん、首だけでなく、身体のあちこちに「健気さん」がいるのですけれど、それもまた、別の機会にお伝えできたらうれしく思います。

美しい首は好きですか？

あなたの首が、身体が、いつまでも美しく、健やかでありますように。

最後になりますが、私の思考をここまで連れてきてくださったふたりの師匠、中村秀一師、池上信三師に心からの感謝をいたします。

中村先生は鍼灸師、池上先生はスポーツ指導者の立場で研究を重ねられ、それぞれに「絶対」の領域で身体を見る視点を教えてくださいました。中村先生からは「ちいさくゆっくり動くことと、意識すること」という視点を、池上先生からは「物理は絶対」という視点を学びました。おかげで、施術者として立つにはどうにも疑問だらけになってしまったのですが、それはこれからの人生において、とても幸せなことであると感じています。

また、もとは看護師である私が、整体師として、鍼灸師、スポーツ指導者のおふたりから学んでいることに大きな意義を感じます。身体は、西洋医療に偏った画一的なガイドラインだけではなく、多方面・他視点から見て・触れて・感じる必要があるからです。その根本となる「普遍」さえ認識しておけば、あふれる情報に不必要に飲まれ、戸惑う人も少なくなるはずです。

医療機関で仕事をしていたころから、**「病気を治すのは医者じゃない。医療者じゃ**

ない。施術者じゃない。その人自身だ」という考えだけは、迷ったことがありません。人間の身体は精密機械より精密だけれど、人間の思考が及ばないくらいに素晴らしい機能と能力と可能性をそなえています。

これからも、ただ、「未来へ向かう身体」の素晴らしさを伝え、サポートする存在であり続けます。

ここに書ききれないほどにたくさんの方に支えられ、気づきをいただき、この本を生み出すことができました。そう、いま読んでくださっているあなたです。また直接、お礼を言わせてくださいね。いつもありがとうございます。

みなさまの毎日が、いつまでもお健やかでありますように。

能瀬 千恵

【参考文献】
『体の知性を取り戻す』尹雄大著／講談社
『身体感覚を取り戻す　腰・ハラ文化の再生』齋藤孝著／ＮＨＫ出版
『「意識の量」を増やせ！』齋藤孝著／光文社
『自分の頭と身体で考える』養老孟司・甲野善紀著／ＰＨＰ研究所
『姿勢を正せば、痛みが消える』中村秀一著／経済界
『筋肉を「高反発ゴム」に変える』池上信三著／健康ジャーナル社
『ハッピーなからだ　カラダとココロの「こり」をほぐす64のレッスン』安田雅弘著／洋泉社
『イラストで学ぶ看護人間工学』小川鑛一著／東京電機大学出版局

【読者限定プレゼント】

本書に掲載したチェック&ワークの動画と、本書で伝えきれなかった姿勢に役立つ「足」のおはなしを収録した動画を下記二次元コードから観ることができます。

なお、プレゼントの動画は、本書の改訂や絶版、サイトのメンテナンスや閉鎖等により閲覧できなくなることがあります。ご了承ください。

著者　能瀬《のせ》 千恵《ちえ》

整体師、看護師。歩く整体 kefi 代表。

東京医科歯科大学（現・東京科学大学）卒業。看護師として20年以上勤務。専門分野は精神科、整形外科、脳神経内科。また、企業の医療健康相談員として全診療科目あわせて5万件以上の相談に対応。これらの経験から、身体、脳、心を横断して人体を視る素養を培う。

医療に頼り過ぎず身体を良くする方法を考え続け、日常へのアプローチを思考するようになる。2022年、独自の「ちぃゆらメソッド」を確立。シンプルすぎる身体の痛み解消法として、脳梗塞後のリハビリ、股関節や膝のトラブルへのリハビリなど、医療機関では限界を感じて訪れる利用者から、「やっと見つけた」とよろこばれている。本質から繰り広げられる身体論は年齢や分野を問わず各方面から支持され、2023年からはスポーツ指導ホワイト学院にて「ヌーベル生理学」の講師を務めている。

＊ホームページ　https://kefi-lymphcare.com/

＊Instagram　@kefi.lymphcare

＊YouTube　@chiesaku

1日1分《いちにちいっぷん》で身体《からだ》が整《ととの》う 首《くび》のセルフケア

2024年10月28日　初版　第1刷発行

2025年6月12日　初版　第3刷発行

著　者　　能瀬《のせ》 千恵《ちえ》

発行者　　竹内 尚志

印刷所　　横山印刷株式会社

製本所　　新風製本株式会社

発行所　株式会社自由国民社

〒171-0033　東京都豊島区高田3-10-11

電話　営業部 03-6233-0781　編集部 03-6233-0786

URL　https://www.jiyu.co.jp/